JN126228

Dr. 山本の

出血検査・治療の
当たり前を疑え！

~その患者さん，出血するのか，しないのか!?~

山本晃士

埼玉医科大学総合医療センター輸血細胞医療部教授

中外医学社

序

　血液内科医だけでなく，外科医，産科医，麻酔科医など，多くの臨床医にとって「この患者さん，出血リスクが高いのかどうか？」という疑問を解決したい場面がいくつもある．また，出血症状の予防・治療にも頭を悩ますことが多々ある．しかし，（血液内科医向けの専門書も含めて）教科書には一般的なことしか書かれておらず，リアルワールドでの出血管理に役立つものはほとんどない．教科書的には「当たり前」と思われていることの多くが，実はそうではない，なんていうことが非常に多い．「出血症状に対する検査・治療の常識」をくつがえす本書は，図表を多数取り入れた"超"実用的なわかりやすい指南書を目指したので，すべての項目で「なるほど，そうだったのか」とうなずいて頂けるものと自負している．（血液凝固や止血領域を専門としない）血液内科の先生や，外科系臨床医の先生を始め，研修医の先生，臨床検査技師の皆さんにも理解しやすい，必携のガイドブックである．

　2021 年 4 月

　　　　　　　　　　　　　　　　　　山本晃士

CONTENTS

Dr.山本の

出血検査・治療の
当たり前を疑え！

～その患者さん，出血するのか，しないのか!?～

出血傾向の原因と程度

「出血傾向」つまり「出血しやすい」「あざができやすい」「出血が止まりにくい」などの症状を患者が訴えている場合，その主な原因は以下の4つになる 表1.

① **血管の脆弱性（老人性紫斑など）**
② **血小板の減少・機能異常**
③ **凝固因子の欠乏・インヒビター**
④ **線溶亢進（止血栓が溶かされやすい）**

①は止血凝固検査を行った上での除外診断となるが，概して出血症状は軽度であり，治療を必要とするケースは少ない．紫斑が広範囲にわたっている場合には，トラネキサム酸の内服にて対応する．

②〜④にはそれぞれ原因となる疾患や病態がいくつもあり，それによって出血症状の程度も変わってくるが，やっかいなのは②〜④の原因を複数もっていて出血している患者がかなりいるという点である．「出血傾向」の原因をひとつに決め込んでしまうと，治療が不十分となり，結果として止血できないことになる．

さて一般的には②から④へいくほど認知度が低く 図1，実際に「出血」と聞けばまず「血小板減少」を思い浮かべる臨床医が非常に多い．それほど血小板数が減っていなくても（5〜10万），正常範囲を下回っていて出血がひどければ，血小板を輸血しようとする．手術中に止血不良をきたして出血量が増えた場合でも，多くの外科系医師や麻酔科医は血小板を輸血して止血しようとするが，実は止血不良の原因が凝固障害や線溶亢進によることが多いのである．

つまり（もちろん程度問題であるが），②から④へいくほど出血症状はひどい 図1．たとえば②と③を比較してみると，「血小板減少」よりも「凝固障害」のほうが怖い．臨床的にも，脳梗塞や心筋梗塞の既往があって抗血小板薬を服用している患者より，心房内血栓や静脈血栓症の予防のために抗凝固薬（ワルファリン，DOAC＝直接経口抗凝固薬）を服用している患者のほうが，外傷時などの出血傾向はひどいことが経験される．

表1 "出血"は種々の要因で起こる

① 血管の脆弱性
② 血小板減少・機能異常
③ 凝固因子欠乏・インヒビター
④ 血栓溶解（線溶）の亢進

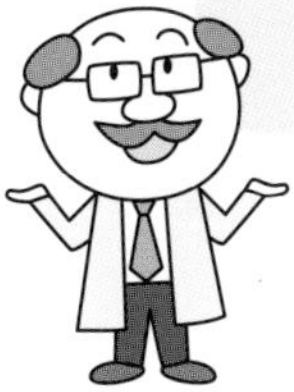

以上の要因が複数，かつ複雑に
絡み合っている場合もある

図1 ヒトはなぜ出血するのか？（止血不全の原因と認知度）

①血小板減少 （＜1〜3万）

②凝固因子欠乏・インヒビター
　　PT, APTT＜30%
　　フィブリノゲン＜150mg/dL

③線溶亢進：過剰な血栓溶解
　（止血栓がもろく，傷が修復される前に
　溶けてしまう）
　　FDP, D-ダイマーの著増

知られていない

出血がひどい

治療がむずかしい

④の線溶亢進もやっかいである．なぜなら線溶亢進を診断・評価することが難しい．せいぜいFDPやD-ダイマーを測るくらいであるが，それだけでただちに線溶亢進を評価するには無理がある．ただ，線溶亢進による出血症状は相当ひどいので，まずは線溶亢進を伴いやすい病態を知っておく必要があろう（項目17で詳述）．

そして，②から④へいくほど治療が難しい．②に対しては「血小板輸血」ができる．十分に補充すればまず血は止まる．③の「凝固障害」に対しては（これも多くの臨床医は）新鮮凍結血漿（以下FFP）を輸血して止血しようとするが，これではなかなか止血を得られない．まして「凝固因子インヒビター」による出血は，治療薬も限られている上にその効果は不確実で，止血に難渋するケースが多い．④に対してはトラネキサム酸などの抗線溶薬の投与や，FFP輸血による α_2-プラスミン・インヒビターの補充にて対応するが，これとても確実に止血できる保証はなく，出血が遷延することがある．

このように「出血症状」への対応には豊富な経験と知識（しかもupdateな）が必要であり，ワンパターンの考え方と治療では止血しえず，患者の予後，ひいては人生を左右しかねない．では出血傾向の原因を診断するための検査について，次項で見ていこう．

表2　出血傾向の原因を調べるための検査

必須なスクリーニング検査	不要な検査
① 血小板数	✕ 出血時間
② PT, APTT, フィブリノゲン	✕ 血小板凝集能
③ FDP（± D-ダイマー）	✕ アンチトロンビン

PT, APTT 延長を認めた際に追加で行う検査

・クロスミキシング試験　　・（血液型検査）

JCOPY 498-22530

02 出血傾向の検査

　出血傾向の原因を診断するための血液検査について 表2 にまとめた．まず行うべき代表的な検査は以下の3つである．

① **血小板数**
② **PT，APTT，フィブリノゲン**
③ **FDP（±D-ダイマー）**

　すでにおわかりかと思うが，この3つの検査は出血傾向の主な3つの原因 図1 をそれぞれ診断するための簡便なスクリーニング検査である．②でPT，APTTに加えてフィブリノゲンを検査する意味は，ある程度のフィブリノゲン欠乏があってもPT，APTTが延長しないことがあるので，フィブリノゲン欠乏による出血を見落とす可能性があるからである．
　これに対して，通常は行う必要のない検査も前項 表2 に示す．
　「出血時間」には臨床的意義がない．血小板数に完全に依存する検査である上に，耳朶に付ける傷の大きさや深さに結果が左右されてしまい客観性もない．以前はフォン・ヴィルブランド病を鑑別診断するために行われていたこともあったが，今はリストセチン・コファクター（＝フォン・ヴィルブランド因子活性）を測定するのが一般的であり，「出血時間」を測定する必要はない．重要なのは「血友病など凝固異常があっても，出血時間は正常である」という点である 図2 ．つまり，出血性素因がないかどうかを「出血時間」でチェックしてもわからないということであり，抜歯やポリープ切除など観血的処置の前には最低限「血小板数，PT，APTT」をチェックする必要がある．
　次に「血小板凝集能検査」であるが，これも先天的な血小板機能異常を強く疑う場合にしか行わない．血小板数が正常（もちろん凝固系も正常）にもかかわらず，幼少期より血小板異常によると思われる出血症状がある場合に行う検査である．抗血小板薬を服用している患者の手術に際し，その効き具合を確認するために行う，というのも不適切（→判定できない）である．また，逆に血小板凝集が亢進している（＝血栓傾向がある）かどうかを調べるために血小板凝集能

図2

出血傾向があるかどうか,
手っ取り早く知りたかったら
「出血時間」を検査すればいいね!?

「出血時間」は,やる意味なし!
血小板数が正常なら「出血時間」も正常よ!
逆に,血友病患者など凝固異常があっても
「出血時間」には影響せず,正常値が出てしまう!
最低限「血小板数,PT, APTT」はチェックしよう!
当たり前を疑え!

検査行うことにも臨床的意義はない.

　出血症状からDIC(播種性血管内凝固症)を疑ってアンチトロンビンを測定することにも臨床的意義はない.なぜならアンチトロンビンは凝固反応にブレーキをかける抗凝固因子であり,血栓症の原因検索には有用であるものの,出血症状の診断のためにはまったく測定する意味がないからである.またDICでアンチトロンビンが低下するのは,もっとも血栓傾向の強いDICをきたす重症感染症〜敗血症の場合だけであり,やはり出血傾向の診断には結びつかない.別項でも述べるが,DICの有無を判断するにはトロンビン・アンチトロンビン複合体(thrombin-antithrombin complex: TAT)および可溶性フィブリン(フィブリンモノマー)複合体(soluble fibrin monomer complex: SFMC)の測定がふさわしい.血中に,健常時には存在しえない(目に見えない)フィブリンやトロンビンがあることを示すからである.

JCOPY 498-22530

血小板が少ないと出血しやすい？

　「血小板減少＝出血しやすい」と思っている臨床医は非常に多いが，本当にそうか？

　たとえば，

① **血小板数が正常を下回っていると，健常人より血が止まりにくい**
② **実際に出血症状がある患者において血小板数が正常を下回っているなら，**
　出血は血小板減少のせいだ

というのは往々にして誤った解釈である．

　まず，血小板はいくつくらいに減ったら出血症状が出るのか？　一般的には5万以下とされているが，これは手術や怪我などで血管が傷ついた時の止血に必要な数であって，5万以下に減っても自然に出血が起こってくることはない．もし血小板数が5万前後あって出血がひどかったとしたら，凝固障害や線溶亢進を伴っている可能性を考える必要がある 図3．血小板輸血のトリガー値を見ても，血小板が減少して出血しやすくなるのは「＜1〜2万」というのが標準的な考え方であろう 図4．

　ちなみに，血小板数が正常を下回っていても，5万以上あれば止血能に差はない．7万でも10万でも15万でも大差ない．「出血傾向」というのは，血小板数が「止血可能域」を下回ったとたんに初めて現れるものだからである．

　しかし実際のところ，血小板減少単独でひどい出血を生じることはほとんどないのである 図3．もちろん，1万以下となれば下肢点状出血や血尿を始め，脳出血などの危機的な出血をきたすリスクが高まるが，それとて免疫性血小板減少性紫斑病や再生不良性貧血など，基礎疾患があっての話である．白血病などの血液悪性疾患でも血小板が減って出血をきたすことがあるが，この場合もDICによるフィブリノゲン減少（＝高度な凝固障害）が併存していると重篤な出血症状が現れるのである．

　一方，固形癌に対する強力な抗がん剤治療によって骨髄抑制をきたし血小板数が減少することがあるが，この場合には通常，凝固障害を伴わないので，血

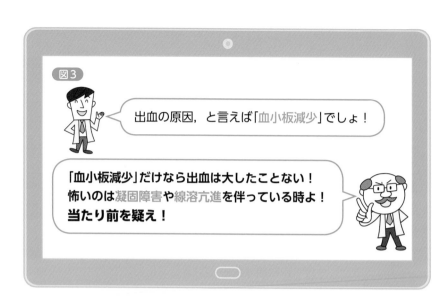

図3

出血の原因，と言えば「血小板減少」でしょ！

「血小板減少」だけなら出血は大したことない！
怖いのは凝固障害や線溶亢進を伴っている時よ！
当たり前を疑え！

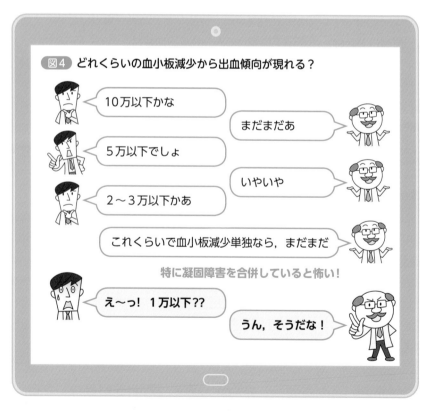

図4 どれくらいの血小板減少から出血傾向が現れる？

10万以下かな

まだまだあ

5万以下でしょ

いやいや

2〜3万以下かあ

これくらいで血小板減少単独なら，まだまだ

特に凝固障害を合併していると怖い！

え〜っ！　1万以下??

うん，そうだな！

JCOPY 498-22530

小板数1万以下の状態が持続しない限り，ひどい出血は起こらないと言ってよい．

　逆に，重篤な出血があり，減少した血小板数を十分に上げる必要がある場合というのは，出血性のDIC（白血病や産科領域のDIC；後述）にほぼ限られる．その理由は，消費性の「凝固障害」に加え「高度な線溶亢進」も合併していて「血小板がどんどん消費される」からである．つまり，「産生障害」だけではひどい出血は起こらず「消費の亢進」のほうが危ないと言えるが，これは凝固因子についてもそうなのである（後述）．

血小板減少を見たら血小板輸血？

　出血傾向の原因検索に限らず血液検査で血小板減少を認める場合，その原因となるものを 表3 に示す．この中には重篤な基礎疾患にともなって著明な出血傾向を呈するものから，病気ではないのに血小板減少を呈し，出血傾向がまったくないにもかかわらず不要な精密検査をされるケースまでさまざまである．

　高度な血小板減少を認めた場合，大出血を心配してすぐに血小板輸血を行う臨床医が非常に多い．しかし，それは無意味あるいは危険なこともある 図5 ．もっとも重要な点は，「なぜ血小板が減っているのか」を考え，「血小板輸血が本当に有効なのか」をよく検討することである．なぜなら血小板減少をきたす病態の中には，「血小板輸血が無意味」あるいは「血小板輸血が禁忌」というものが存在するからである 表4 ． 表5 に血小板輸血の基準と輸血後の血小板数上昇期待値を示すが，血小板輸血後に期待値ほど血小板数が増加しなかった場合，その原因をよく考えて，無意味で危険な血小板輸血を繰り返さないことが非常

表3　血小板減少の原因

出血傾向のあるもの	出血傾向のないもの
✓急性白血病	✓EDTA依存偽性血小板減少症
✓再生不良性貧血	✓慢性肝炎～肝硬変
✓骨髄異形成症候群	✓巨大血小板
✓癌の骨髄浸潤	✓検診での自然凝集による減少
✓慢性DIC（大動脈瘤，固形癌）	✓生まれつき少なめ 　（10～15万）
✓ITP	
✓血管腫 　（ただし，自然出血はない）	

図5

「2〜3万以下の血小板減少」なら
血小板輸血でしょ！

「血小板減少」でも血小板を輸血したら
アカン場合があるんよ！ **当たり前を疑え！**

表4 血小板輸血が有効 / 無意味 / 禁忌の疾患

有効	無意味	禁忌
✓ DIC （敗血症は除く） ✓ 造血器疾患… 　急性白血病 　再生不良性貧血 　骨髄異形成症候群 ✓ 手術中の大量出血 ✓ 高度な骨髄抑制時	✓ 慢性肝炎〜肝硬変 ✓ 手術後の血小板減少 ✓ ITP 　（免疫性血小板減少 　性紫斑病）	✓ TTP 　（血栓性血小板減少 　性紫斑病） ✓ HIT 　（ヘパリン起因性血 　小板減少症） ✓ 重症感染症〜敗血症

● 血小板減少を認めたら，「まず血小板輸血！」と考える前に，**出血症状
の観察**と**血小板減少をきたした原因**を考えること！

● **血小板数だけで判断して安易に血小板輸血をすることは禁！**
（血栓形成など病態を悪化させることがある！）

表5 血小板の輸血基準と上昇期待値

血小板製剤 (有効期限：4日) **の輸血基準**
- **出血予防が目的なら2万以下がひとつの目安**
- **活動性の出血症状がある場合は5万を維持できるよう**

 ただし，血小板減少による出血だけではなく，
 凝固不全や過剰な血栓溶解による出血もある
  ➡ 血小板輸血の必要ない or 血小板輸血だけではだめ

血小板輸血による上昇期待値
- **PC 10単位 ($2\sim3\times10^{11}$個) で $3\sim5$万/μLほど上昇**

 血小板増加数 (万/μL) ＝輸血血小板数÷($1000\times$循環血液量mL)×2/3
  (注：成人の循環血液量：70mL/kg)

 簡便法 血小板増加数 (万/μL) ＝ $24\times$PC単位数÷体重 (kg)

に重要である.

　血小板輸血が無意味である病態の筆頭は肝硬変などの慢性肝疾患患者である 表6 ．肝硬変では門脈圧亢進によって脾臓への血流が増加するが，そうすると脾機能亢進状態となって血球破壊が進む．血球の中でもっとも寿命の短い血小板がまず減少し，10万を切ることもしばしばある．観血的処置や手術の前に血小板輸血を行って血小板数を増やしておきたくなるが，輸血した血小板もすみやかに脾臓で破壊されるため，血小板輸血の効果はほとんど現れない．

　一方，血小板輸血が禁忌の病態としては敗血症が重要である 表6 ．菌体毒素や増加するサイトカインによって凝固反応が亢進し，血管内微小血栓が盛んに形成される．これがいずれは腎臓，肝臓を始めとした重要臓器の毛細血管を閉塞し，微小循環障害～臓器不全を招く．このような血栓形成にともなって血小板も急激に消費されるため，血小板数は著明に減少する．血小板数が1～2万を切ると，出血を危惧して血小板輸血を行う臨床医が非常に多いが，これは「火に油を注ぐ」ことになり，却って臓器障害を進行させる結果となる．敗血症では出血傾向が現れることはまずないので，凝固亢進を抑えるための抗凝固治

表6 血小板輸血が無意味/禁忌である理由

1. 肝疾患～肝硬変
   脾機能亢進状態にあるため，輸血した血小板はすみやかに脾臓で破壊されてしまう

2. 手術後の血小板減少
   手術中の消費による一時的な減少であり，やがて回復するので，出血症状がなければ不要

3. ITP（免疫性血小板減少性紫斑病）
   輸血した血小板にも抗血小板抗体が結合し，脾臓で破壊される

4. 敗血症
   強い血栓傾向～微小血栓形成による循環不全があり，血小板輸血はそれを増悪させる

療（低分子ヘパリン，アンチトロンビン製剤，トロンボモジュリン製剤の投与）を行えば，やがて血小板数も回復してくるのである（抗凝固療法を行った上での血小板輸血は可）．

その他，血栓性血小板減少性紫斑病（thrombotic thrombocytopenic purpura: TTP）やヘパリン起因性血小板減少症（heparin-induced thrombocytopenia: HIT）も血小板輸血は禁忌である．これらの病態では，血管内に血小板血栓ができて血小板が消費されるために血小板数が減るのである．血小板輸血は血小板血栓の形成を促進し，重篤な血栓症を発症して病態の悪化を招いてしまう 表7.

表7 血小板輸血が禁忌の病態

❶ TTP

✔ フォン・ヴィルブランド因子 (VWF) 分解酵素である ADAMTS13の産生障害 or 抗体産生により，その活性が著減 ➡ 血小板凝集活性の高いVWF多量体が増え，血小板血栓が形成されて血小板が減少する

✔ 肝機能障害にともなってADAMTS13の産生が落ちることにより，発症することがある

✔ 病態: 腎機能障害，発熱，精神症状，溶血性貧血 (破砕赤血球)

✔ 血小板血栓による多臓器障害 / 出血傾向は弱い

✔ 治療は血漿交換

❷ HIT

✔ ヘパリン投与によりHIT抗体を生じ，血小板凝集が起こって血小板血栓の形成と血小板減少を招く

✔ ヘパリンの再投与時に起こることが多いが，初回投与時でも起こり，投与量に関係なく発症する

✔ 心臓手術後にHITを起こした場合，脳梗塞・心筋梗塞の発症率は約50%；死亡率は約30%

✔ 血小板が少ないからといって，むやみに血小板輸血を行うのは危険！ (血栓症を誘発する可能性が高い)

✔ HITを疑ったら，まずヘパリンを中止して，抗トロンビン薬など，他の抗凝固薬に変更する

JCOPY 498-22530

「PT, APTT 延長」は出血しやすい？

　凝固異常の有無をチェックするために日常的に行うPT, APTT検査であるが，これらはそもそも「体内での凝固反応を試験管内で無理やり再現している」検査なので，「実際の止血反応とは違う」という点を認識しておく必要がある 表8 .

　まず当然ながら，PT, APTT検査は「血を止める力がしっかりあるか」（＝出血傾向の有無）を見るための検査であり，「血が固まりやすいかどうか」（＝血栓傾向の有無）はわからない検査である．たとえPT, APTT検査値が100％を超えても（＝正常対照より早く固まっても），それに病的意義はない．

　また，PT, APTT検査はもともと凝固障害（出血症状）の原因を探るための検査として意義がある「質的検査」であり，「定量的」な判断はできない．つまり他の臨床検査値と違って，PT, APTTの％の値は「凝固能を絶対値で表している」わけではないのである．PT, APTT値が30％というのは，凝固因子量が30％であるということではまったくない．したがってPT, APTT値を凝固能の定量

表8 PT, APTT 検査の本質と盲点

- PT, APTTは凝固障害（出血症状）の原因を探るための検査として意義がある（質的検査）
- ✓ 定量的指標として用いるのは，ワルファリンおよびヘパリン投与量の調節時
- PT, APTT値には，主に凝固反応の初期相（約5％）の良否が反映される
- ✓ PT, APTT値は，トータルの凝固反応（総凝固能）の指標としては不適！

① PT, APTT値がどれくらい悪いと出血しやすく/止血が悪くなるか，わからない（PT, APTT値30％≠凝固因子濃度30％）
② 仮に種々の凝固因子が50％くらいに低下してもPT, APTTは正常範囲
③ PT, APTT延長の程度と出血のしやすさは比例しない

体内での凝固反応を試験管内で無理やり再現している
➡ 実際の止血反応と違う

的指標として用いることができるのは，ワルファリンやヘパリンなど抗凝固療法を行っている際の投与量の調節をする場合くらいである．

しかもPT, APTTは主に凝固反応の初期相（約5％）の良否が反映される検査なので，始めのほうの反応（第Ⅷ因子や第Ⅸ因子が活性化される辺り）さえうまくいけば，最後のほうの反応（フィブリノゲンからフィブリンになる辺り）が悪くても結果はそれほど悪くならない．つまりトータルの凝固反応（総凝固能）の指標としてはまったく適さない検査であると言える．

実のところ，「PT, APTT値がどのくらい延長していると出血しやすくなるのか」に対する明確な答えはない 図6 ．まず，PT, APTT値の正常範囲は80～120％とされているが，これを下回っていたら出血しやすいか，と言えばけっしてそうではなく，その逆もしかりである 図7 ．また，PT値をもとに観血的処置の際に止血が悪いかどうかを予測することはできない 図8 ．

実際にはPT, APTT値が50％前後に低下（つまり延長）していても，血が止まりにくくなることはほとんどない．事実，凝固因子を補って止血を図るために投与されるFFPの投与トリガーは「PT, APTT値が25～30％未満」とされて

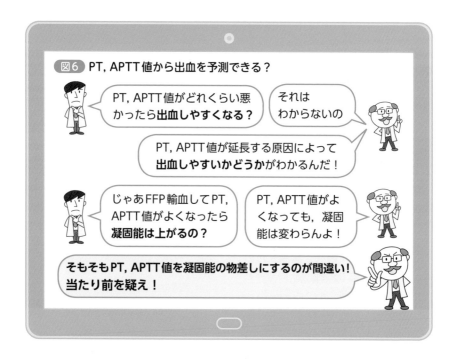

図6 PT, APTT値から出血を予測できる？

PT, APTT値がどれくらい悪かったら**出血しやすくなる？**

それはわからないの

PT, APTT値が延長する原因によって**出血しやすいかどうかがわかるんだ！**

じゃあFFP輸血してPT, APTT値がよくなったら**凝固能は上がるの？**

PT, APTT値がよくなっても，凝固能は変わらんよ！

そもそもPT, APTT値を凝固能の物差しにするのが間違い！当たり前を疑え！

図7

「PT, APTTが延長」しているなら
出血しやすいよね！

「PT, APTTが延長」していても
程度が軽ければ出血しない！
逆に「PT, APTTが正常範囲」でも
血友病やフォン・ヴィルブランド病など
出血性疾患であることがある！
当たり前を疑え！

図8 出血を予測できるPTのcut off値は不明

観血的処置	PT延長群 n/N	PT正常群 n/N	相対的 出血リスク	95%CI
angiography	1/85	15/915		0.00 [−0.03, 0.02]
angiography	0/9	0/200		0.00 [−0.14, 0.14]
bronchoscopy	3/28	28/218		−0.02 [−0.14, 0.10]
bronchoscopy	1/14	43/412		−0.03 [−0.17, 0.11]
liver biopsy	0/27	0/9		0.00 [−0.14, 0.14]
liver biopsy	4/76	4/100		0.01 [−0.05, 0.08]
liver laparoscopy	4/93	4/85		0.00 [−0.07, 0.06]
liver laparoscopy	0/29	1/50		−0.02 [−0.09, 0.05]
transjuglar liver	0/112	0/45		0.00 [−0.03, 0.03]
transjuglar liver	0/31	0/19		0.00 [−0.08, 0.08]
transjuglar liver	3/203	0/168		0.01 [0.00, 0.03]
para/thoracentesis	1/42	18/556		−0.01 [−0.06, 0.04]
transjugular kidney	2/10	0/15		0.20 [−0.06, 0.46]
kidney biopsy	1/9	33/110		−0.19 [−0.41, 0.03]

n: 出血患者数　　　−0.5　−0.25　0　0.25　0.5
N: 対象患者数　　Favors treatment　　Favors control
Risk Difference

**PT正常群と延長群とで
観血的処置の出血リスクに差はない**

(Transfusion. 2005; 45: 1413-1425)

いる．つまり血友病やフォン・ヴィルブランド病など先天的な出血性疾患を除き，「PT，APTT値は相当延長していないと，凝固障害による出血の原因にはならない」と言ってよい．ただし，唯一の例外は「低フィブリノゲン血症」であり，それについては後述する．

逆に，PT，APTTに異常がなければ凝固障害はなく，出血傾向の原因は他にあると考えていいのだろうか？ 実はそれだと出血性疾患を見落としてしまうことがある．たとえば，普段はほとんど出血症状をきたさない軽症血友病や軽症フォン・ヴィルブランド病の患者（その多くが日常生活で出血することはほとんどないため小児期に診断されていない）では，教科書的にはAPTT値が延長するはずが，実際には正常範囲にとどまることがある 表9．したがって「PT，APTT値が正常→凝固異常なし」を鵜呑みにするのではなく，病歴や家族歴など詳細な問診を行って，少しでも出血性素因の疑いがあれば，第Ⅷ因子や第Ⅸ因子，フォン・ヴィルブランド因子を測定したほうがよい 図7．

一方，個々の凝固因子量が正常の半分くらいに減ったとしても，PT，APTT値は正常範囲を保っている．つまり試験管の中での凝固反応は，凝固因子量が

表9 未診断の出血性素因者

34歳男性

✓生来，出血症状・止血困難なし
✓小学生の時，野球のボールが当たった所の腫れがひどかった
✓17歳時に右足踵を骨折，手術の際に止血困難を認め，当院に紹介される

●PT 111％，APTT 36.9秒
●**第Ⅷ因子活性：17％** ➡ **軽症血友病A**

✓30歳時に左足底部出血 ➡ 遺伝子組換え型第Ⅷ因子製剤投与で軽快

JCOPY 498-22530

正常の半分くらいに減っても，普通に進んでくれるということである．

　PT，APTT値の延長により出血傾向があるかどうかを見極めるには，概ね以下のことが当てはまる 表10．逆説的ではあるが，（高度なビタミンK欠乏と低フィブリノゲン血症を除き）PT，APTT値の両方がそこそこ延長（50％前後の値）していても，ひどい出血傾向は呈さない．むしろ，どちらか一方が高度に延長（20～30％未満）している場合に，出血傾向を呈する原因が隠れている（次項で詳述）．そして 表10 にも示したように，ひどい出血傾向を呈する代表的な病態は「低フィブリノゲン血症」・「線溶亢進」・「凝固因子インヒビター（後天性血友病など）」である．

表10 凝固検査値異常と出血
（先天性凝固因子欠乏症／抗凝固療法中は除く）

PT	APTT	自然出血	外科的出血
40～50%	40～50秒まで	無	無
30%前後まで	50～60秒まで	無	無
20%未満	60秒以上	無（時に有）*	有*

両者とも中等度に延長している場合は出血しない！
どちらか一方が高度に延長している場合には出血リスクが高いことあり！

* 高度なビタミンK欠乏，産科出血，重症外傷では出血傾向ひどい

低フィブリノゲン血症（<150）		無	激
線溶亢進（FDP>80）		有	激
凝固因子インヒビター		激	激

「PT, APTT延長」の原因〜出血しないものもある

「PT, APTT延長」の主な原因を 表11 に示した.

まずPTのみの延長を認めた場合には，第Ⅶ因子の産生・機能が低下する病態を考えればよい．第Ⅶ因子はビタミンK依存性凝固因子の中でもっとも半減期が短いため，肝障害やビタミンK欠乏・阻害により真っ先に産生が低下する．また，最近ワルファリンの代わりに服用患者が増加しているDOAC（直接経口抗凝固薬），中でも活性化第Ⅹ因子阻害薬を内服している患者では，PT優位の延長を認める．しかし，概してPTのみの延長は顕著な出血傾向はきたさない．

一方，APTTのみの延長を認めた場合には，第Ⅷ因子，第Ⅸ因子，フォン・ヴィルブランド因子などの欠乏・機能低下と，ヘパリン投与，ループス・アンチコアグラント（以下LAC）の存在などを念頭に置く．

表11 PT, APTT延長の原因と出血症状

PT延長，APTT正常	PT正常，APTT延長
①肝障害 ②ワルファリン内服中 ③活性化第Ⅹ因子阻害薬（DOAC）内服中 ④軽度〜中等度のビタミンK欠乏 ⑤第Ⅶ因子欠乏症（稀）	①血友病A，B* ②フォン・ヴィルブランド病* ③後天性血友病* ④ヘパリン投与中/混入 ⑤ループス・アンチコアグラント/抗リン脂質抗体 ⑥血液型O型 ⑦第ⅩⅠ因子欠乏症（稀）* ⑧第ⅩⅡ因子欠乏症（稀）

PT, APTTともに高度に延長	
①高度なフィブリノゲン欠乏*	②高度なビタミンK欠乏*
③DIC（白血病，産科）*	④第Ⅴ因子/第Ⅹ因子欠乏症（稀）*

*出血するもの

　PT，APTTともに延長するケースは，全身状態の悪化にともなう凝固因子全般の産生低下によることが多いが，その場合の延長の程度は軽度（40〜60％）にとどまる．出血症状と関連するのはPT，APTTともに高度（＜30％）に延長している場合である．

　さて，「PT，APTT延長」に関して重要なポイントは以下の3点である 図9．

①**PT，APTT延長をきたす原因によって，PT，APTT延長の程度が違う**

②**PT，APTT延長の程度と出血症状のひどさは必ずしも比例しない**

③**PT，APTT延長をきたす原因の中には出血症状を呈さないものもある**

（→「PT，APTT異常」と「出血傾向」はまったくイコールではなく，あくまでもオーバーラップするものである 図10）

　まず，ひとくちに「PT，APTT延長」と言っても疾患（病態）によってその程度は異なる．APTT延長について具体的な数値の傾向を 表12 に示した．この中で出血症状がひどいのは，「重症血友病」・「後天性血友病」・「高度なビタミンK欠乏症」の3つであろう．

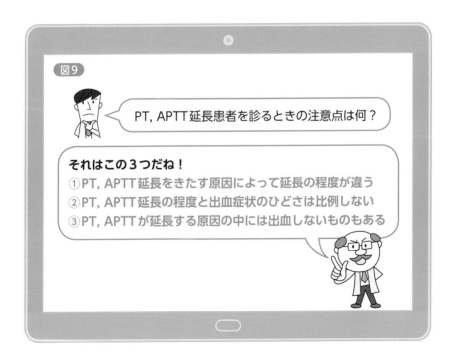

図9

PT，APTT延長患者を診るときの注意点は何？

それはこの3つだね！
①PT，APTT延長をきたす原因によって延長の程度が違う
②PT，APTT延長の程度と出血症状のひどさは比例しない
③PT，APTTが延長する原因の中には出血しないものもある

図10 凝固検査値異常＝止血不良ではない

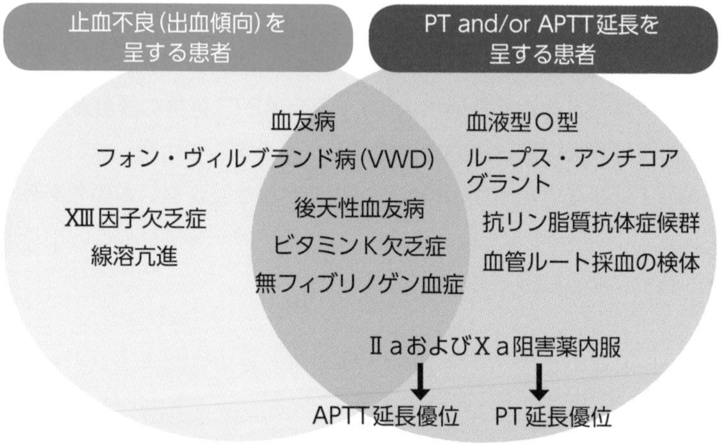

止血不良（出血傾向）を 呈する患者	PT and/or APTT 延長を 呈する患者

血友病

フォン・ヴィルブランド病（VWD）

XIII 因子欠乏症
線溶亢進

後天性血友病
ビタミンK欠乏症
無フィブリノゲン血症

血液型O型

ループス・アンチコア
グラント

抗リン脂質抗体症候群

血管ルート採血の検体

ⅡaおよびXa阻害薬内服

APTT 延長優位　　　PT 延長優位

表12 APTT 延長の程度とその原因

- 30秒台後半～40秒台 　➡ VWD, 血型O型, 軽症～中等度血友病
- 50～80秒台 　➡ 重症血友病, LAC, トロンビン阻害薬
- 60～100秒台 　➡ 後天性血友病
- 80～100秒く 　➡ 高度なビタミンK欠乏症
  （PTも大きく延長） 　　（絶食, セフェム系抗生剤）
- 測定不能 　➡ 無フィブリノゲン血症（PTも延長）
  （3分経っても凝固せず） 　　ヘパリン混入（点滴ルートからの採血）

注：正常範囲（～39秒まで）➡ VWD, 軽症血友病

ひとくちにAPTT 延長といっても
疾患（病態）により, その程度は異なる

JCOPY 498-22530

「PT, APTTが高度に延長しているのに出血症状を呈さないもの」として臨床的に重要なのはLACと抗リン脂質抗体である 図11 ．LACは典型的にはSLE患者で陽性になることが多いが，基礎疾患として膠原病がなくても陽性になる患者がいる．中には種々の動静脈血栓症を発症する「抗リン脂質抗体症候群」患者も存在するが，LAC陽性だけで無症状の方（＝患者とは言えない）のほうが圧倒的に多い．

血中にLACが存在すると，たとえそれが低力価であってもAPTTが著明に延長する．その理由は，LACがAPTT試薬中のリン脂質を阻害することにより，凝固反応が遅れるためである．しかし，実際の血管内では凝固反応は普通に進むので，出血症状は起こらない．手術や観血的処置も，通常通りに行ってかまわない．時にはLACや抗リン脂質抗体が陰性なのに出血症状のないAPTT延長者もいる．この場合も，試験管内のAPTT測定反応を阻害する「非特異的な抗体」が血中に存在する（確認のため次項のクロスミキシング試験が必須）と考えられ，LAC陽性者と同様の理解でよい．

また，血液型O型の人の中にはもともとAPTTが延長している人がいる．正

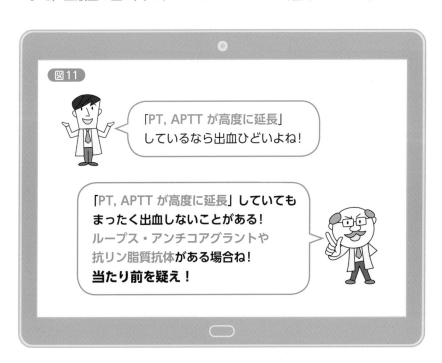

図11

「PT, APTT が高度に延長」
しているなら出血ひどいよね！

「PT, APTT が高度に延長」していても
まったく出血しないことがある！
ループス・アンチコアグラントや
抗リン脂質抗体がある場合ね！
当たり前を疑え！

常上限くらいのことが多いが，中には正常範囲を上回ることがあり，手術前検査で引っかかって精査が必要と指摘される場合もある．血液型O型のAPTT延長の理由は，フォン・ヴィルブランド因子活性がもともと低め（健常人と比べて30％くらい値が低い）であることによる．フォン・ヴィルブランド因子活性が低めだと第Ⅷ因子活性も低めとなるので，「軽症血友病」とか「血友病保因者」と誤診されることもある．しかし，血液型O型でAPTT延長があっても，出血傾向を呈することはない 図12．

　逆にPT，APTTや血小板数が正常であってもひどい出血傾向を呈していたとしたら，線溶亢進（後述）またはⅩⅢ因子欠乏症（先天性・後天性）の疑いが出てくる 図13．どちらも，重合された強固なフィブリンが形成されないか，すぐに溶解されてしまうため，いったん止血したように見えてもまた後で出血してくるような症状（＝後出血）を呈する．

　ではこの項の最後に，さまざまな症例におけるPT，APTT値から，その原因・疾患は何か，考えてみよう 表13．これだけの情報ではなかなか難しいかもしれないが，本項を読んでいただいたなら，ある程度の推測ができるはずである．

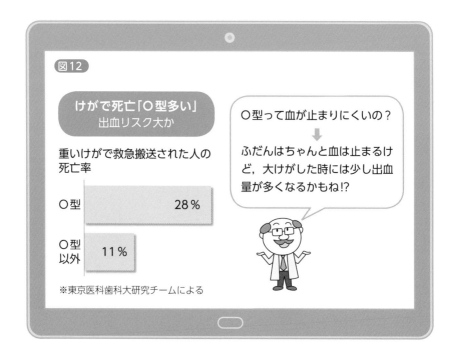

図12

けがで死亡「O型多い」
出血リスク大か

重いけがで救急搬送された人の死亡率

O型　　　　　　　　28％

O型以外　　11％

※東京医科歯科大研究チームによる

O型って血が止まりにくいの？
↓
ふだんはちゃんと血は止まるけど，大けがした時には少し出血量が多くなるかもね!?

答えは100ページに示しておく.

図13

「血小板数」も「PT, APTT値」も
正常なら出血しないでしょ！

いやいや，ひどい出血をするものがあるんだよ！
当たり前を疑え！
線溶亢進とXIII因子欠乏症ね！

表13 PT, APTT 値からどのような疾患を考えるか

① 足骨折オペ時の止血困難 17 歳♂：PT 111%，APTT 36.9 秒
② 月経過多 36 歳：PT 119%，APTT 37.7 秒
③ 大腸憩室出血〜結腸切除後の止血不良 34 歳♂：
　 PT 130%，APTT 52.6 秒
④ くも膜下出血後 55 歳♀：PT 106%，APTT 52.8 秒
⑤ イレウス＆感染 46 歳♀：PT 18%，APTT 108 秒
⑥ 四肢の紫斑 76 歳♂：PT 121%，APTT 82.3 秒
⑦ 不整脈 75 歳♂：PT 65%，APTT 62.7 秒
⑧ 敗血症 84 歳♀：PT 19%，APTT 測定不能
⑨ 生理時多量出血 38 歳：PT，APTT ともに測定不能

「PT, APTT 延長」患者への対応

外来患者や入院患者のコンサルテーションにて，PT および APTT が延長している場合にどう対応すればよいかを述べる．

まず PT のみの延長者の場合は 20 ページ 表11 に示した原因を鑑別して対応すればよく，それほど難しくはない．ワルファリン過剰投与の場合を除き，ひどい出血症状を呈することはほとんどなく，出血予防の必要もまずない．やっかいなのは APTT のみの延長者であるが，その考え方 表14 と対応 図14 をそれぞれ示した．

小児期に出血症状がなく，初めて APTT 延長を指摘される成人患者の中で出血症状・止血不良を呈するのは，血友病（軽症〜中等症），フォン・ヴィルブラ

表14 APTT 延長患者への対応

出血症状がある場合	出血症状がない場合
① 第Ⅷ・Ⅸ因子とフォン・ヴィルブランド因子(VWF)を検査（女性ならⅨ因子測定は不要） ➡ それぞれ<20〜40%なら，血友病かフォン・ヴィルブランド病(VWD)の可能性大 ② 広範な皮下出血を呈している高齢者だったら…検査部で APTT クロスミキシング試験をやってもらう ➡ インヒビター型であれば後天性血友病の可能性大 ③ 抗トロンビン薬服用やビタミンK欠乏の有無もチェック	① 血液型を確認する ➡ O型の場合，もともと APTT が延長(40秒台半ばくらいまで)している人がいる ② 軽症 VWD のこともある ➡ 第Ⅷ因子と VWF を検査 ② クロスミキシング試験とループス・アンチコアグラント(LAC)および抗カルジオリピン(aCL)抗体を検査 ➡ クロスミキシング試験でインヒビター型であり，LAC や aCL 抗体陽性なら，止血不良の心配なし

JCOPY 498-22530

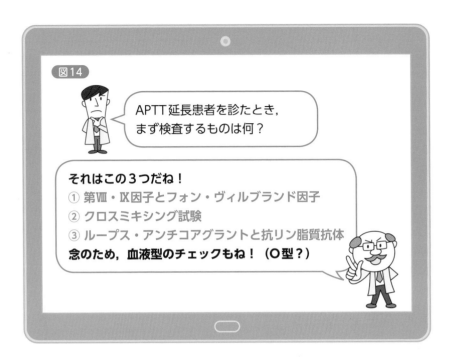

図14

APTT延長患者を診たとき，まず検査するものは何？

それはこの3つだね！
① 第Ⅷ・Ⅸ因子とフォン・ヴィルブランド因子
② クロスミキシング試験
③ ループス・アンチコアグラントと抗リン脂質抗体
念のため，血液型のチェックもね！（Ｏ型？）

ンド病（VWD），後天性血友病である．逆に出血症状がない場合は，ループス・アンチコアグラントや抗リン脂質抗体の保有，血液型Ｏ型などであるが，稀に軽症のフォン・ヴィルブランド病のことがある．軽症フォン・ヴィルブランド病（フォン・ヴィルブランド因子：VWF活性 > 20〜40％）患者は日常的な出血はほとんどないが，侵襲の大きい観血的処置や手術の際には止血不良を呈することがあるので注意（場合によっては治療介入）が必要である．なお，血友病を疑って測定した第Ⅷ因子活性が低くても，患者がフォン・ヴィルブランド病である 表15 ことがあるので，くれぐれも誤診しないよう，フォン・ヴィルブランド因子活性も併せて測定する必要がある．

　ここで鑑別診断のカギとなるクロスミキシング試験 表16 について述べる．クロスミキシング試験（補正試験とも言う）とは患者血漿と正常血漿を種々の割合で混和してそれぞれPT，APTTを測定し，患者血漿のPT，APTT延長が改善されていくかどうか（正常血漿により補正されるか？）を調べる凝固検査であり，その結果は2つのパターンに分かれる 図15 ．

　1つは，正常血漿を加える割合を増やしていくにつれて延長していたPT，

表15 未診断の出血性素因者

67歳男性（血液型B型）

✓ 生来，出血症状なし
✓ 20歳代で抜歯 → 止血良好
✓ 60歳代で胃ポリープ切除の際も止血困難なし
✓ 前立腺肥大の手術前スクリーニング検査にてAPTT値異常を指摘される

● PT 67%，**APTT 47.0秒**
● 第Ⅷ因子活性：37%
● **VWF活性・抗原量：26%**

　➡ フォン・ヴィルブランド病1型
　　　→コンファクトF補充下での手術を予定

表16 補正（クロスミキシング）試験とは

● 患者血漿と正常血漿を種々の割合で混和してそれぞれPT，APTTを測定し，患者血漿のPT，APTT延長が改善されていくかどうかを調べる検査（**正常血漿により補正されるか？**）

✓ PT，APTTの延長が，

　　凝固因子の欠乏によるのか（→補正される）
　　　　　　　or
　　凝固反応を阻害する抗体によるのか（→補正されない）
　　を鑑別できる

✓ **この鑑別は重要** ➡ 治療法がまったく違うから！

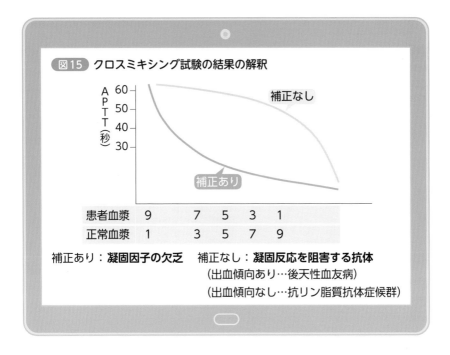

図15 クロスミキシング試験の結果の解釈

APTT（秒）60 50 40 30

補正なし

補正あり

| 患者血漿 | 9 | 7 | 5 | 3 | 1 |
| 正常血漿 | 1 | 3 | 5 | 7 | 9 |

補正あり：**凝固因子の欠乏**　補正なし：**凝固反応を阻害する抗体**
（出血傾向あり…後天性血友病）
（出血傾向なし…抗リン脂質抗体症候群）

APTT値が改善していく（＝補正される；グラフでは下に凸）場合（因子欠乏型）であり，原因として凝固因子の欠乏が疑われる．

　もう1つは，正常血漿を加える割合を増やしていってもPT，APTT値が改善されない（＝補正されない；グラフでは上に凸）場合（インヒビター型）であり，原因として凝固因子に対する抗体もしくはPT，APTT検査試薬に対する阻害因子の存在が考えられる．ただ，実際の検査結果を見るとどちらのパターンなのか判断に迷うこともあるので，図16 に示したパターンをもとに判断する．ポイントは，因子欠乏型では正常血漿を加えると急激にPT，APTT値が改善するという点であり，上にも下にもどちら側にもふくらみがないような，直線に近いグラフになった場合には，インヒビター型と判断してよい．

　なお，後者の場合（＝補正されない）の代表的な2つの原因である後天性血友病（後述）と抗リン脂質抗体症候群（ループス・アンチコアグラント：23ページに詳述）につき，簡単に 表17 に示した．

図16 APTTクロスミキシング試験の結果の解釈

患者血漿と正常プール血漿を種々の混合比で混和し，**37℃で2時間加温**した後，APTTを測定して数値が改善するかどうかを見る

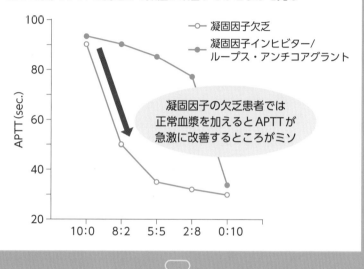

表17 APTT延長の原因〜補正試験で補正されないもの〜

出血傾向あり	出血傾向なし（むしろ血栓傾向）
後天性血友病 （第Ⅷ因子インヒビター）	抗リン脂質抗体症候群 （ループス・アンチコアグラント）
高齢者・産褥期に多い 基礎疾患（癌，糖尿病，膠原病） を有することが多い 治療は特殊な血液製剤によるバイパス療法	SLEに合併することが多い 動静脈血栓症，習慣性流産を起こす

JCOPY 498-22530

出血リスクが高い凝固検査値と低い凝固検査値

　臨床上で時に遭遇する「出血リスクが高い凝固検査値と低い凝固検査値」につき，実例を5つ挙げて紹介しよう．

例1：PT正常，APTT 78.4秒，第Ⅷ因子活性18％，第Ⅸ因子活性15％

　この凝固検査値を見て何を考えるだろうか．「血友病AとBの合併か？」「後天性血友病の亜型？」なんていうあり得ない病気を考えたりはしないだろうか．この例ではAPTTが高度に延長しているが，第Ⅷ因子・第Ⅸ因子活性ともに低い．第Ⅷ因子・第Ⅸ因子活性は，どちらかが特異的に低ければ血友病の疑いが出てくるが，両方ともに低ければ，これはAPTTの測定に影響する因子の存在を疑うべきである．なぜなら第Ⅷ因子も第Ⅸ因子もAPTT測定系を使って測るものだからである．

　となると，APTT試薬の反応を阻害するインヒビターの存在が浮かび上がってくる．すなわちループス・アンチコアグラント（LAC）や抗リン脂質抗体，もしくは非特異的な抗体である．それであれば内因系凝固因子の活性（すべてAPTT測定系を使う）はおしなべて（見かけ上）低下する可能性が高い．しかし実際には各凝固因子に問題なく，したがって出血もしない，ということになる．

例2：PT正常，APTT 47.9秒，第Ⅷ因子活性32％，フォン・ヴィルブランド因子活性26％

　まさか「血友病Aとフォン・ヴィルブランド病の合併？」などとは思わないだろう．この場合は第Ⅷ因子およびフォン・ヴィルブランド因子という，APTTに影響を与える凝固因子の活性が低下しているが，例1のようなインヒビターによる見かけ上の低下ではない．別項でも述べたように，フォン・ヴィルブランド因子活性が低めだと第Ⅷ因子活性も低めとなる．その理由は，フォン・ヴィルブランド因子には血中の第Ⅷ因子を安定化させる働きがあるので，フォン・ヴィルブランド因子活性が低いと第Ⅷ因子が失活しやすいからである．したがってこの例は中等症のフォン・ヴィルブランド病である可能性が高く，手術や観血的処置の際には止血不良をきたすリスクがある．

例3：PT INR 1.38，APTT 46.5秒，フィブリノゲン 226 mg/dL

　この例ではPT，APTTともに軽度延長しているが，フィブリノゲンは正常範囲内である．このパターンは手術後まもない時期や全身状態があまりよくない慢性肝疾患患者に時々見られる．肝臓における軽度の蛋白合成障害を反映していると思われる．また，感染症を併発していたりすると凝固因子の消費がある程度進みやすいので，やはりこのような「PT，APTTともに軽度延長」パターンとなることがある．いずれにしてもこの程度の延長であれば，出血傾向は現れない．まして「FFP輸血で凝固因子を補う」などの治療はまったく必要ない．

例4：PT INR 2.36，APTT 58.3秒，フィブリノゲン 306 mg/dL

　この例ではPT，APTTともに中等度に延長しているが，フィブリノゲンは正常範囲内である．長期入院患者で絶食が続き，加えて抗生剤も連日投与されているような患者でこのような検査値が見られたら，ビタミンK欠乏である可能性が高い．これくらいPT，APTT値が悪いと，フィブリノゲンが正常であっても出血するリスクが高い．PIVKA-2を測定するとともに，ビタミンK製剤をone shot静注してPT，APTTの改善具合を見れば，診断的治療となる．

例5：PT INR 1.27，APTT 42.8秒，フィブリノゲン 129 mg/dL

　この例ではPT，APTTの延長はたいしたことないが，フィブリノゲンがかなり低い．フィブリノゲンの止血可能限界値は150 mg/dL（＝60％）と，凝固因子の中ではもっとも高く，特に手術中や外傷患者での出血においては特に注意すべき因子である（後述）．これが肝硬変などの慢性肝疾患患者に認められたのであれば，原因は「産生障害」なので，出血リスクは低い．しかし，手術中の出血患者や外傷患者であったなら止血不良を呈し，出血が遷延して大量出血に至る可能性もあるので，治療が必要である．FFPもしくは濃縮フィブリノゲンの投与（後述）をすべき状況であろう．ちなみにPT，APTTは凝固反応の初期の良し悪しが大きく反映される検査なので，フィブリノゲンがかなり低下してもそれほど延長しない（フィブリノゲン値からすると危機的出血のリスクが高いのにそれを察知できない）という特徴がある．

JCOPY 498-22530

　以上，5つの例を提示したが，まとめると，出血リスクを警戒すべき凝固検査値のパターンは以下のようになる 図17.

①PT，APTTのどちらか一方（特にAPTT）が高度に延長している（LACなどを除外）

②PT，APTT両方が高度に延長していてビタミンK欠乏が疑われる

③出血やDICにてフィブリノゲンが喪失・消費され，フィブリノゲン値が150mg/dLを切っている

　なおこれ以外に「線溶亢進」による出血もあるが，それについては別項で述べることとする．

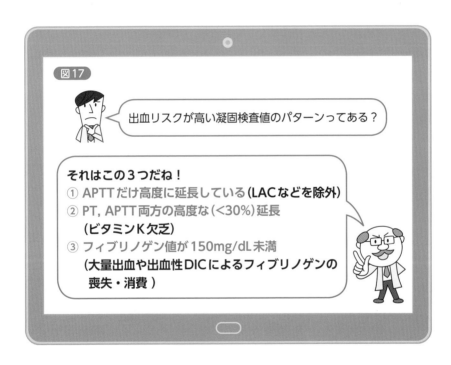

図17

出血リスクが高い凝固検査値のパターンってある？

それはこの3つだね！
① APTTだけ高度に延長している（LACなどを除外）
② PT, APTT両方の高度な（<30%）延長
　（ビタミンK欠乏）
③ フィブリノゲン値が150mg/dL未満
　（大量出血や出血性DICによるフィブリノゲンの喪失・消費）

「先天性凝固因子欠乏症」って出血する？

　原因不明の出血症状や凝固検査値異常の精査によって見つかる先天性の凝固因子欠乏症であるが，みな一様に出血するわけではない 図18．出血症状の程度や頻度，特徴は，それぞれの凝固因子欠乏症によってさまざまである．自然出血および手術時や外傷時の出血症状の有無について，ざっくりと 表18 に示した．それぞれの欠乏症の特徴について，以下に述べる．

　第XII因子は体内における止血には必要とされないため，第XII因子欠乏症（わが国の患者数は25名ほど）では出血傾向も血栓傾向も認めない．術前検査などで偶然発見されることがほとんどであるが，大手術を行う場合でも治療は必要ない．

　第XI因子欠乏症（わが国の患者数は40名ほど）もほとんど無症状であり，自然出血は稀である．ときに鼻出血や血尿が現れることもあるが，比較的軽度である．手術時や外傷時の出血に対しては，新鮮凍結血漿の輸血で対応する．

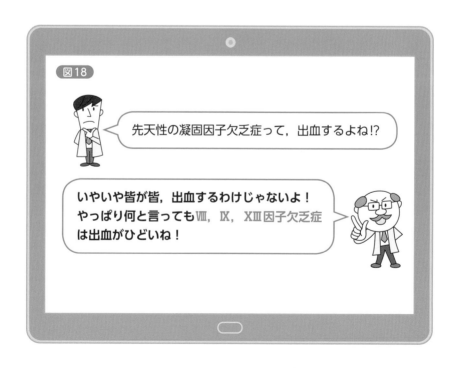

図18

表18 凝固因子欠乏症と出血

	自然出血	外科的出血
第Ⅻ因子欠乏症	無	無
第Ⅺ因子欠乏症	無	有
第Ⅹ因子欠乏症	無(時に有)*	有
第Ⅸ因子欠乏症	有	激
第Ⅷ因子欠乏症	有	激
第Ⅶ因子欠乏症	無(時に有)*	有
第Ⅴ因子欠乏症	無(時に有)*	有
第Ⅱ因子欠乏症 (プロトロンビン欠乏症)	無(時に有)*	有
フィブリノゲン欠乏症	無	有
第ⅩⅢ因子欠乏症	有	激

*活性値＜1％の高度な欠乏症の場合

　第Ⅹ因子欠乏症（わが国の患者数は20名ほど）も活性値が20％以上あれば，通常出血症状は認められない．第Ⅹ因子活性が1％以下の一部の重症患者では，関節内，軟部組織，粘膜からの重症出血を生じる．軽症〜中等症の第Ⅹ因子欠乏症では，外傷もしくは手術後に出血が生じやすくなる．

　第Ⅸ因子・第Ⅷ因子欠乏症は血友病であり，ここでの説明は省く．

　第Ⅶ因子欠乏症（わが国の患者数は80名ほど）も活性値が5％以上あれば，通常出血症状は認められない．第Ⅶ因子活性が1％以下の一部の重症患者では，皮下出血，鼻出血，歯肉出血，性器出血，抜歯後の出血，外傷後出血などを認めることがあるが，稀に関節出血，消化管出血，頭蓋内出血，分娩後異常出血なども認めることがある．

　第Ⅴ因子欠乏症（わが国の患者数は30名ほど）も活性値が5％以上あれば，通常出血症状は認められない．第Ⅴ因子活性が1％以下の一部の重症患者では，

鼻出血，歯肉出血，皮下出血，過多月経などの粘膜出血をきたすこともあるが，稀に関節内出血，筋肉内血腫，脳内出血や消化管出血などの重度の出血をきたす場合もある．

　プロトロンビン欠乏症（わが国の患者数は10名弱）も活性値が5％以上あれば，通常出血症状は認められない．プロトロンビン活性が1％以下の一部の重症患者では，乳幼児期より皮下出血，筋肉内出血，関節内出血，頭蓋内出血，尿路出血などを認めることがあり，外傷や抜歯，手術後には止血困難を示す．新生児期に臍出血を呈する症例もある．

　フィブリノゲン欠乏症・異常症（わが国の患者数は70名ほど）患者の症状は，無症状52％，出血26％，血栓22％とさまざまである．フィブリノゲン値が測定感度以下であるにもかかわらず，自然出血はほとんどない．しかし，生理出血や外傷時の出血は止血不良を呈するため，フィブリノゲン濃縮製剤の投与による予防・治療が必須である．一部の症例では，臍帯・頭蓋内・消化管などで出血をきたしたり，習慣性流産（不育症）を呈する．

　最後に第XIII因子欠乏症（わが国の患者数は70名ほど）であるが，第XIII因子はフィブリン形成過程には関与しない（重合に関与）ため，欠乏していてもPT，APTT延長を認めない．それ故，診断に苦慮することが多い．しかし第XIII因子活性が高度に低下していると，止血の際に強固なフィブリンが形成されないため，後出血（いったん止血したように見えてもまた後から出血してくる）や，ときには脳出血などの重篤な出血症状を認める．また第XIII因子は創傷治癒にも働くので，その先天性欠乏症では創傷治癒異常や，女性患者では習慣性流産を呈することがある．最近，後天的に第XIII因子に対する自己抗体を生じる自己免疫性出血病XIII/13の症例報告が増えているが，それは主に高齢者でそれまで出血傾向がなかったのにもかかわらず，突然，皮下・筋肉内出血が多発するという後天性血友病（後述）に似た症状を呈するものである．ときに頭蓋内，胸腔内，腹腔内，後腹膜出血などをきたし，予後不良である．

　さて凝固因子欠乏症の診断の際に注意が必要なのは，APTT延長者での精査の場合である．内因系の凝固因子（XII，XI，IX，VIII）をすべて測定して欠乏の有無を調べよう（→実はナンセンス）とした際に，おしなべて活性値が低く出てしまい，どの凝固因子が欠乏しているのか判断に困ることがある．実は内因系凝固因子の活性測定にはAPTT反応系を使っているので，APTT検査値に影響を

与える（APTT反応を阻害する）抗体を有する場合には，見かけ上，内因系凝固因子がすべて低く測定されてしまうのである．具体的にはループス・アンチコアグラントや抗リン脂質抗体の保有者の場合であり，誤った解釈・診断をしないようにしたい 図19.

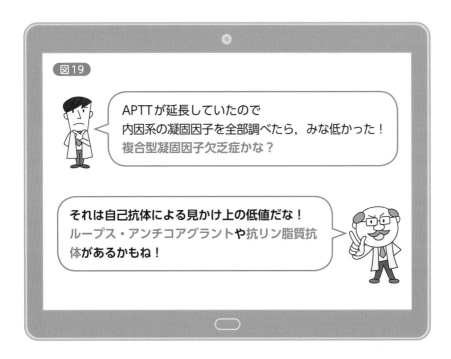

図19

APTT が延長していたので
内因系の凝固因子を全部調べたら，みな低かった！
複合型凝固因子欠乏症かな？

それは自己抗体による見かけ上の低値だな！
ループス・アンチコアグラントや抗リン脂質抗体があるかもね！

10

見過ごされる出血性疾患① 〜軽症・中等症血友病〜

「血友病って生まれつき血が止まりにくい病気だから，子供のときに診断されて治療を受けているだろうな」と思ったら大間違い！ 図20

血友病にもいろいろなタイプがあり，第Ⅷおよび第Ⅸ因子活性によっておよそ3つの型に分類できる 表19．しかしこれは厳密なものではなく，臨床的な出血症状はこの分類通りにはいかない．血友病患者では第Ⅷおよび第Ⅸ因子活性と出血症状が比例しないのである．たとえば，重症型であってもふだんほとんど出血しない患者もいれば，中等症なのに重症型なみに出血頻度が高い患者もいる．

典型的な重症型の患者は乳幼児期〜小児期にひどい出血症状を呈するため，その際に確定診断されて，凝固因子製剤の定期補充療法など標準的な治療を受け始めていることが多い．

一方，中等症〜軽症患者では日常的な出血症状がほとんどないか，稀なため，

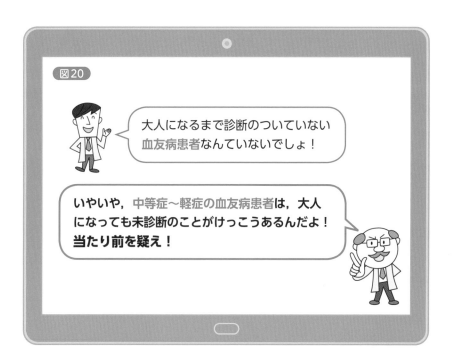

図20

大人になるまで診断のついていない血友病患者なんていないでしょ！

いやいや，中等症〜軽症の血友病患者は，大人になっても未診断のことがけっこうあるんだよ！当たり前を疑え！

JCOPY 498-22530

表19 血友病の病型と出血症状

第Ⅷおよび第Ⅸ因子活性による分類

● 重症　　＜1%……日常的に自然出血あり
● 中等症 1〜5%……年に数回の自然出血
● 軽症　5〜40%……外傷・観血的処置時の止血不良
✓ ただし，第Ⅷおよび第Ⅸ因子の活性値と臨床的な出血症状は，必ずしも相関しない

幼少時からの反復する出血症状 ➡ 重症型のみ

✓ 関節内出血（膝，肘，足首が多い → 標的関節），筋肉内出血（腸腰筋），尿路出血（慎重な製剤投与），頭蓋内出血（新生児），口腔内出血，消化管出血

原則として重症型の患者には，
出血予防を目的とした定期補充療法が強く勧められる

成人になるまで診断されず，治療を受けていないことが多い．場合によっては高齢になるまで病気であることを知らずに過ごしてきた患者すらいる．しかし，出血予防治療を受けていない中等症〜軽症患者では，（頻度は低いものの）突然，脳出血や消化管出血など生命にかかわるほどの出血をきたすことがあり，亡くなるケースもある 図21 ．また，中等症〜軽症患者が未診断のまま外科手術や観血的処置を受け，その際に止血不良〜止血困難を露呈すると，診断・治療に大変難渋することになる 表20 ．問題は，そのような際に第Ⅷおよび第Ⅸ因子製剤を集中的に投与されることが第Ⅷおよび第Ⅸ因子インヒビターを生じるきっかけとなり，中等症〜軽症であった患者がインヒビター保有患者となってしまうことである 表21 ．

　中等症〜軽症患者はふだんほとんど出血しないのに，いったんインヒビターを保有してしまうと，日常的に出血するようになり，生活は一変してしまう．出血時の止血治療も確実な効果を得られるわけではなく，突発的な出血におびえる毎日となってQOLは著しく低下する．このように中等症〜軽症患者がインヒビターを保有してしまうと，重症型患者よりも出血は重篤となり，出血予

図21 軽症〜中等症血友病患者でも
重症出血で亡くなることがけっこうある！

英国において，一定の期間で亡くなられた患者さんの重症度別比較

重症 **18.9**%　中等症 **12.0**%　軽症 **13.5**%

血友病患者さんの死亡は予期しない重症出血が
最も多く，中等症型，軽症型でも重症出血には
十分注意を払う必要が示唆されます．

(Blood. 2007; 110: 815-825)

その大きな理由は，本人（＆担当医）の病識が低く，
予防的定期補充治療をしていない**こと！**

表20 見過ごされる軽症〜中等症血友病患者

● 重症血友病患者の多くは小児期に診断され，標準的な定期補充療法が開始される

● しかし，軽症・中等症患者は出血の頻度が 少なく程度も軽いため，（生まれつきの体質などと片づけられて）診断に至らず，しばしば放置される

● 軽症〜中等症患者の中には，成人期の手術や観血的処置の際に初めて診断される患者や，他の出血性疾患と誤診される患者もいる

➡ 成人の血友病患者を診る血液内科医の中に凝固専門医はきわめて少なく，診断・治療の遅れが重大な事態を招くことがある

JCOPY 498-22530

表21 軽症〜中等症ゆえの大きな課題

● 軽症・中等症血友病患者の中には標準的治療さえ受けられていない患者が多くいる

　➡ **本人も担当医も，「出血しないし大丈夫！」と考え，積極的な治療をしない**

● 成人後の出血(外傷，外科手術，観血的処置等)に対し，**初めて凝固因子製剤を大量に投与され，それが契機となってインヒビターを生じてしまう患者もいる**

　➡ **それまでほとんど出血のない普通の日常生活が，**突発的に起こる重篤な自然出血に日々おびえる生活**へと人生が一変する！**

防・止血治療も非常に難しくなるので，患者の日常生活，ひいては人生そのものが変わってしまうことになる 図22．

　このように中等症〜軽症の血友病患者はしばしば見過ごされることになり，出血性疾患の臨床上，ひとつの大きな問題となっている．これは患者自身にとって大変不幸なことである．成人期に初めて血友病との診断がつくことで，出血予防治療や出血時の対応は遅れがちとなるが，血液内科医の中に凝固専門医がきわめて少ないことがそれに拍車をかけている．そして，血友病患者全体に占める中等症〜軽症患者の割合は意外と高く，なんと40％近くがそうなのである 図23．小児期に血友病と診断され，標準的な出血予防治療を受けている患者ばかりではないことを認識しておく必要があろう．

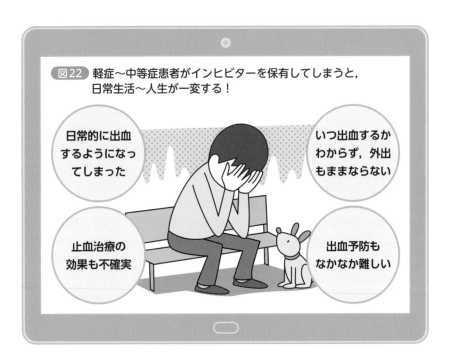

図22 軽症〜中等症患者がインヒビターを保有してしまうと，
日常生活〜人生が一変する！

日常的に出血
するようになっ
てしまった

いつ出血するか
わからず，外出
もままならない

止血治療の
効果も不確実

出血予防も
なかなか難しい

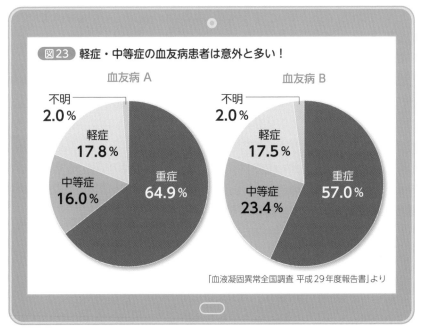

図23 軽症・中等症の血友病患者は意外と多い！

血友病 A

不明
2.0％
軽症
17.8％
中等症
16.0％
重症
64.9％

血友病 B

不明
2.0％
軽症
17.5％
中等症
23.4％
重症
57.0％

「血液凝固異常全国調査 平成29年度報告書」より

JCOPY 498−22530

見過ごされる出血性疾患②
～フォン・ヴィルブランド病～

　重症型を除き，フォン・ヴィルブランド病患者の多くは手術前や観血的処置前の凝固検査値異常（APTT延長）で見つかることが多い．なぜなら，フォン・ヴィルブランド病の出血症状は鼻出血や過多月経など，出血性疾患患者ではないふつうの人でも日常的に見られやすいものであり，しばしば見過ごされるからである．その他の自然出血は稀であり，出血自体も軽症であることが多いので，通常の血友病患者のように小児期に診断されていることは多くない．つまり成人患者の中に「隠れフォン・ヴィルブランド病患者」が多数いると推測される．

　表22 にフォン・ヴィルブランド病の診断のポイントを示すが，重要な点は「APTT延長の程度が比較的軽い」のと「男性患者で血友病と誤診されることがある」の2つであろう．また，血液型O型の人の中にはもともとフォン・ヴィルブランド因子活性が他の血液型の人より30％ほど低い人がいるので

表22 　フォン・ヴィルブランド病（VWD）診断のポイント

● 幼少時からの反復する出血症状……重症型のみ
　（血友病に比べて出血症状は軽症）
　　✓ 鼻出血，過多月経，歯肉出血，血尿，皮下出血

● 女性患者の家族歴

● APTT値 正常上限～**軽度延長**（30秒台後半～40秒台）

● フォン・ヴィルブランド因子活性の低下（5～40％）
　　✓ 重症型（<10％）は全患者の1割程度

　　✓ **第Ⅷ因子活性も下がる**ので，男性患者では血友病と誤診しない！
　　✓ **血液型O型**の一部の人ではVWF活性が30％前後低く，APTTが軽度延長する ➡ VWDと誤診しない！

図24，あざができやすい体質（＝毛細血管がデリケート？）だったりすると，「あなた，フォン・ヴィルブランド病ですね」などと誤診されてしまうことがある 図25．

　なお，教科書にはフォン・ヴィルブランド病診断のための検査として「出血時間」が記載されているものもあるが，臨床的意義がないので行うべきでない（5ページを参照）．

　一方，最近注目されているのが，後天性フォン・ヴィルブランド症候群であり，骨髄増殖性疾患（特に真性多血症と本態性血小板血症）や多発性骨髄腫，単クローン性ガンマグロブリン血症（MGUS）などリンパ増殖性疾患にともなうものである．フォン・ヴィルブランド因子活性は30〜70％と軽度の低下にとどまるが，抗原量に比して活性の低下を認めることが多い．中には抗フォン・ヴィルブランド因子抗体を認める症例もあり，その場合はAPTTクロスミキシング試験にてインヒビター型を呈する．いずれも出血症状は，鼻出血などの粘膜出血，皮下出血，筋肉内出血などで概して軽症であるが，次項で述べる「後天性血友病」と誤診しないよう，注意が必要である．その他，大動脈弁狭窄症

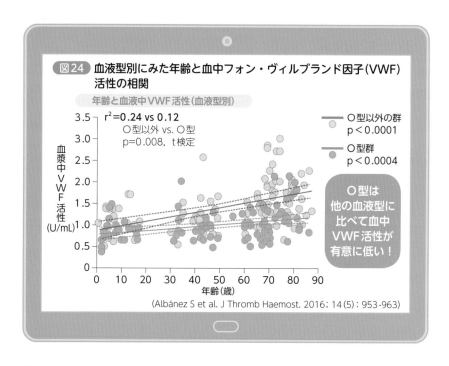

図24 血液型別にみた年齢と血中フォン・ヴィルブランド因子（VWF）活性の相関

年齢と血液中VWF活性（血液型別）

r^2=0.24 vs 0.12
○型以外 vs. ○型
p=0.008，t検定

○型以外の群　p＜0.0001
○型群　p＜0.0004

○型は他の血液型に比べて血中VWF活性が有意に低い！

血漿中VWF活性（U/mL）

年齢（歳）

(Albánez S et al. J Thromb Haemost. 2016; 14(5): 953-963)

に合併して消化管出血を繰り返すもの (Heyde syndrome：ハイド症候群) もある．治療はフォン・ヴィルブランド因子を含有する血漿由来第Ⅷ因子製剤 (コンファクトF) もしくはデスモプレシンの投与，軽症例にはトラネキサム酸の投与である．なお詳細については以下の文献を参照されたい．

・Eur J Int Med. 2017; 41: 49-54.
・日本血栓止血学会誌．2018; 29: 273-280.
・心臓．2012; 44: 37-41.

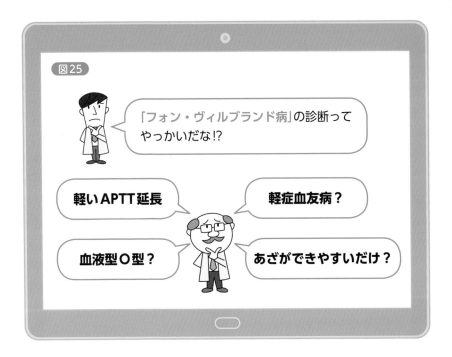

図25

見過ごされる出血性疾患③ 〜後天性血友病〜

　「血友病って生まれつきじゃないの？」って思っていると見過ごしてしまう疾患がある．それが「後天性血友病」と呼ばれる出血性疾患で，後天的に第Ⅷ因子に対する自己抗体（インヒビター）を生じ，出血症状を呈してくる疾患であり，概して出血症状は重篤である 表23 ．したがって，出血症状と凝固検査値からすみやかに診断して治療に入らないと，命にかかわる事態を招くことがある．

　しかし「後天性血友病」の患者はほとんどが高齢者であり，しかも皮下出血が特徴的なので，「年寄りの青あざくらいはよくあること→様子見でいいか」と安易に考えがちである．

　まず「血友病は男性しか発症しない」と信じているとAPTT検査や第Ⅷ因子の検査を行わず，「後天性血友病」に思い至らない．「後天性血友病」は遺伝病ではなく，第Ⅷ因子に対する自己抗体によって起こる疾患であり，男女ともに発症する．したがって「お婆さんで，初めてできた大きな青あざ」は要注意である．

　「血友病」と「後天性血友病」の凝固検査値における共通点と相違点を 表24 にまとめた．どちらも「APTT延長」と「第Ⅷ因子活性の低下」を認めるが，クロスミキシング試験（29〜30ページに詳述）での結果が異なるパターンを呈するので，その点が鑑別診断をしていく端緒となる．

表23 後天性血友病とは

● 後天的に第Ⅷ因子に対する自己抗体（インヒビター）を生じ，出血症状を呈してくる疾患

● **出血症状は**（先天性の血友病より）**しばしば重篤で，緊急性が高い**

➡ **時機を逸しない止血治療が生死を分ける**

表24 （先天性）血友病と後天性血友病の凝固検査値における共通点と相違点

共通点	相違点
① APTTのみが延長する ② 第Ⅷ因子活性が低下する ③ 出血時間は正常 （ただし，通常この検査は行わない）	① クロスミキシング試験での結果のパターン ✔ 血友病は因子欠乏型 ✔ 後天性血友病はインヒビター型 ② 第Ⅷ因子インヒビターの有無 ✔ 後天性血友病はインヒビター有

次に，「血友病」と「後天性血友病」の出血症状や検査値，治療など，臨床上の相違点を 表25 にまとめた．特に「後天性血友病」では，図26 に示すような広範な皮下出血が特徴である．

表26 に，著明なAPTT延長を認めながらも「後天性血友病」を疑わず，観血的処置後の止血不良から結局死亡した症例を示す．このような症例を見逃さないよう，「後天性血友病」診断のための3箇条を 図27 に示す．「後天性血友病」は高齢者に多いため，表27 に示すようなさまざまな疾患・病態と誤診されることがある．それらとの鑑別ポイントを示してあるので，参考にされたい．

また，「後天性血友病」は背景に基礎疾患が存在することがしばしばあり，その内訳を 図28 に示した．中でも，生命予後という点からは悪性腫瘍が重要であり，その内訳も 図29 に示すが，実にさまざまな悪性腫瘍が認められる．担癌患者にはなんらかの免疫異常が起こっていると考えられるが，それが第Ⅷ因子インヒビターの発生に関与していると推測されている．

最後に「後天性血友病」患者の予後を 図30 に示した．インヒビターの消失を目的とした免疫抑制治療による感染症の発症〜増悪に注意する必要がある．

表25 （先天性）血友病と後天性血友病の違い

血友病	後天性血友病
● 臨床症状：関節出血，筋肉内出血	● 臨床症状：広範な皮下出血
● （原則として）患者は男性	● 男女ともに発症する
● 成人まで診断されていないとすれば中等症〜軽症	● 初めてのひどい出血（しばしば高度な貧血をともなう重篤な出血）
● APTTの延長は中等度（40〜70秒台）	● APTTの延長は高度（60〜100秒）
● クロスミキシング試験にて補正される	● クロスミキシング試験にて補正されない
● 重症型は第Ⅷ因子活性<1％	● 多くは第Ⅷ因子活性>1％
● 第Ⅷ因子製剤が著効する	● 第Ⅷ因子製剤の効果乏しい

図26 後天性血友病患者に見られた広範な皮下出血

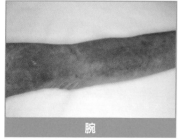

腕

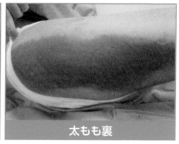

太もも裏

JCOPY 498-22530

表26 後天性血友病をまったく考えなかった症例

● 症例：73歳女性

● 高度な閉塞性黄疸にて他院より紹介入院となる

● 検査値

 T-Bil 52.4; D-Bil 30.3; LDH 2800; γ-GTP 300; ALP 1800;
 Alb 1.2; Cho-E 78; WBC 13,200; Hb 7.0; Plt 67,000; PT 43.2%;
 APTT 22.2%; Fibrinogen 645 mg/dL; FDP 5.0; D-dimer 2.85

● 鼠径CV穿刺部より出血止まらず，胆道ドレナージ後にも腹腔内に
 多量の出血

● 出血性ショックに陥り，FFP，PCの大量輸血にても止血を得られず，
 同日ICUにて亡くなる

保存してあった患者検体を精査した結果，第Ⅷ因子インヒビターが
検出され，**後天性血友病**だったことが判明した！

図27 後天性血友病診断のための3箇条

① 高齢者（家族歴なし，基礎疾患あり）
② 広範な皮下出血（初めての大きな紫斑）
③ APTT値の高度な延長（60秒以上）

＋ クロスミキシング試験でインヒビター型

「診断がつかなかった」
では済まされないぞ！

表27 後天性血友病と誤診しやすい疾患・病態

①老人性紫斑	➡ 小さい紫斑 検査値正常
②固形癌患者の紫斑(慢性DIC)	➡ APTT値の延長は軽度 FDPやD-ダイマーが増加
③肝硬変患者の紫斑	➡ PT値の延長 血小板減少あり
④Ⅹa阻害薬(DOAC)服用患者 の紫斑	➡ 心房細動あり PT値の延長
⑤ 軽症〜中等症の血友病	➡ APTT値の延長が軽度 (36〜40秒台)

図28 後天性血友病の基礎疾患(1)

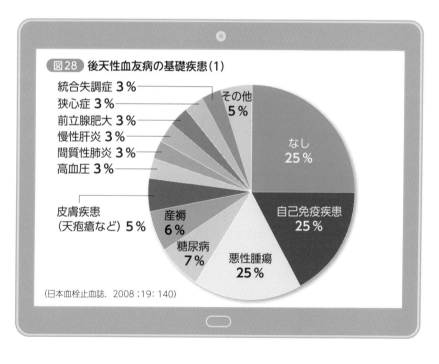

統合失調症 **3%**
狭心症 **3%**
前立腺肥大 **3%**
慢性肝炎 **3%**
間質性肺炎 **3%**
高血圧 **3%**

皮膚疾患
(天疱瘡など) **5%**

産褥 **6%**
糖尿病 **7%**
悪性腫瘍 **25%**
悪性腫瘍 **25%**
自己免疫疾患 **25%**
なし **25%**
その他 **5%**

(日本血栓止血誌. 2008 ;19: 140)

JCOPY 498-22530

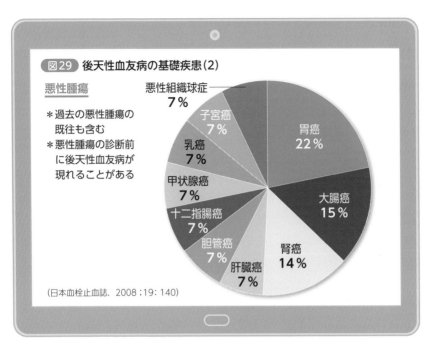

図29 後天性血友病の基礎疾患（2）

悪性腫瘍

＊過去の悪性腫瘍の
　既往も含む
＊悪性腫瘍の診断前
　に後天性血友病が
　現れることがある

悪性組織球症 7％
子宮癌 7％
乳癌 7％
甲状腺癌 7％
十二指腸癌 7％
胆管癌 7％
肝臓癌 7％
腎癌 14％
大腸癌 15％
胃癌 22％

（日本血栓止血誌. 2008 ;19: 140）

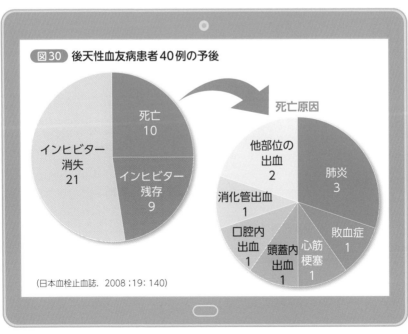

図30 後天性血友病患者40例の予後

死亡 10
インヒビター残存 9
インヒビター消失 21

死亡原因

他部位の出血 2
消化管出血 1
口腔内出血 1
頭蓋内出血 1
心筋梗塞 1
敗血症 1
肺炎 3

（日本血栓止血誌. 2008 ;19: 140）

「DIC」って出血しやすい？

　多くの臨床医は「DIC (disseminated intravascular coagulation)」と聞くと「ひどい出血傾向」をイメージするだろう．しかしこれは間違いである．なぜなら「DIC」＝「播種性血管内凝固症」であり，「DIC」とは血栓を作りやすくなっている病態を指すのだから 表28 ．

　ではなぜ「DIC」と聞くと「ひどい出血傾向」を連想するかと言えば，白血病や産科での「DIC」のように，「命にかかわるほどの危機的な出血をきたす」イメージが強いからではないだろうか．

　また外科系医師の中には，手術中に血が止まらなくなると「術中DICが起きた！」と表現する医師もいる．しかしこれも（前述したように）おかしな表現である．産科医の多くも，出産時の大量出血を見るとすぐに「産科DICだ！」と言うが，これとて「DIC」という表現には違和感を禁じ得ない．「DIC」とはそもそも，「傷のない血管内に持続的に微小血栓ができ続ける病態」だからであ

表28 DIC（播種性血管内凝固症）の本態

本来，血液が凝固しないはずの血管内に
微小血栓が次々とできる！

凝固活性化物質の血液中への流入
（菌体毒素，癌特異蛋白，羊水，etc.）

↓

血管内凝固の活性化 ➡ 微小血栓の多発

↓

凝固因子の消費・欠乏＆血栓溶解系の活性化

↓

本来，止血すべき部位で出血する

表29 外科的DIC（術中DIC？）と本来のDIC	
術中DIC？	**本来のDIC**
✓ 著しい出血傾向 ✓ 出血点がわからない湧き出てくるような出血（ウージング） ✓ 実態は**凝固破綻**（凝固因子，**特にフィブリノゲンの喪失**） ✓ 本態は… 　**"フィブリノゲンの枯渇"**	✓ 傷のない**血管内に次々と微小血栓**ができる ✓ 原疾患が軽快しない限り，**持続的**に血管内血栓ができ，「できては溶け」を繰り返す ✓ 出血症状が前面に出る①線溶優位型と，血栓症状が前面に出る②凝固優位型がある ①出血タイプ：白血病，産科，大動脈瘤 ②血栓タイプ：重症感染症〜敗血症， 　　　　　　　　固形癌

る 表29．

　ではなぜ「DIC」では出血がひどくなるかと言うと，それは止血になくてはならない「血小板」と「フィブリノゲン」（特に後者）が枯渇するからである．だが，そのような状況になる「DIC」は一部であり，俗に「出血性DIC」「線溶優位型DIC」と言われる「白血病や産科でのDIC」だけである 図31．（前述したように）「DIC」ではむしろ「血栓症」を起こしてくるものが多く，「固形癌」や「重症感染症〜敗血症」など「凝固優位型のDIC」はまさにそうである 表30．新型コロナウイルスによる血栓症が問題となったが，あれとて「重症感染症〜サイトカイン・ストーム〜DIC〜血栓症発症」という一連の流れで起きているのである．

　このほか，「DIC」には「サイレントDIC」と言われるものがある．「サイレント」とは，ふだんは何も出血症状がなく沈黙しているのに，血液中では「血管内凝固（微小血栓形成）」が起こっているという意味である．その主な基礎疾患と検査値の特徴を 表31 に示すが，いずれも自然出血をきたすことはほとんどなく，手術や観血的処置，外傷など，物理的に血管が傷ついたときには（血栓溶解も亢進しているため）止血不良を呈するのでやっかいである．ただし，症

図31

「DIC」って出血がひどいんだよね!

「DIC」の中でも出血症状がひどいのは
「白血病」と「産科」くらいのもんよ!
「重症感染症〜敗血症」や「固形癌」による
DICでは血栓ができやすくなるんだ!
当たり前を疑え!

表30 出血するDICと出血しないDIC

出血するDIC（線溶優位型）	出血しないDIC（凝固優位型）
① 白血病	① 敗血症
② 産科的疾患	② 固形癌 (腺癌)
（胎盤早期剥離，羊水塞栓）	③ 悪性リンパ腫
③ 大動脈瘤	④ 電撃性紫斑病
④ 血管腫	（先天性血栓性素因）
⑤ 前立腺癌	

どちらも凝固系と線溶系の活性化がアンバランス!

JCOPY 498-22530

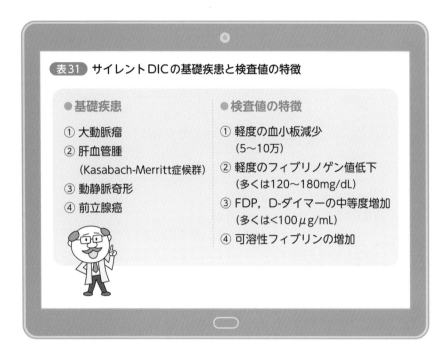

表31 サイレントDICの基礎疾患と検査値の特徴

●基礎疾患

① 大動脈瘤
② 肝血管腫
　（Kasabach-Merritt症候群）
③ 動静脈奇形
④ 前立腺癌

●検査値の特徴

① 軽度の血小板減少
　（5〜10万）
② 軽度のフィブリノゲン値低下
　（多くは120〜180mg/dL）
③ FDP，D-ダイマーの中等度増加
　（多くは<100μg/mL）
④ 可溶性フィブリンの増加

例によっては日常的に軽い出血症状を呈する場合もあり，それに対しては抗線溶薬(トラネキサム酸)の内服などで対処する．

　さて「血小板」と「フィブリノゲン」，どちらも止血には必須の因子であるが，どちらがより止血に重要かと言えば，実は一般常識に反して「フィブリノゲン」のほうである(後述)．白血病や産科の「DIC」で命にかかわるような危機的出血をきたしている患者は，軒並み「100mg/dLを下回るほどの高度な低フィブリノゲン血症」に陥っている．これは，前述した手術中の大量出血の際に見られる止血不全についても同様である．つまり「DIC」による出血症状の本態というのは「フィブリノゲンの枯渇」であると言える．臨床上，「DICによるひどい出血だ！」と騒ぐ緊急事態は，「フィブリノゲン枯渇によるひどい出血だ！」と言い換えれば実にわかりやすく，本質を言い当ててもいる 図32 ．

図32

「産科DIC」や「術中DIC」では
出血がひどく，止血が大変だ！

それらは本当のDICではない！
「産科的フィブリノゲン枯渇」や
「術中フィブリノゲン枯渇」と言い換えるべき！
当たり前を疑え！

JCOPY 498-22530

「DIC」診断のためにFDP，D-ダイマーは必須？

　DICの診断のためには厚生労働省基準や国際血栓止血学会 (ISTH) の基準，急性期診断基準，日本血栓止血学会が作成した基準，などさまざまなものがあるが，いずれも「血小板数」や「PT」，「フィブリノゲン」，「FDP」などの項目が含まれている．だがいずれも血栓形成〜溶解の結果として増えたり減ったりするものであり，DICではなくてもそのような数値をとることがあるし，DICが起こっていてもそれらの数値基準を満たすに至らないこともある．

　ではいったいDIC診断に必須の"必要十分な"臨床検査とは何であろうか？それを考えるには，DICの本態に立ち返る必要がある．DIC（＝播種性血管内凝固症）とはそもそも，「なんらかの基礎疾患を背景として（傷のない）血管内に（持続的に）微小血栓ができ続ける」病態であり，本態は「血管内微小血栓」である．それを直接捉えようとすれば，目に見える血栓は血液中に溶けておらず測定できないので，血液中に溶けている目に見えない微小フィブリン血栓を検知するしかない．それはまさしく「可溶性フィブリンモノマー複合体 (soluble fibrin monomer complex: SFMC) ＝フィブリンモノマー (fibrin monomer: FM)」 図33 であり，血管内凝固の亢進を表している．また，トロンビン・アンチトロンビン複合体 (thrombin-antithrombin complex: TAT) も，血液中にトロンビンが存在することを示しており，同様に凝固の活性化を表している．図34 に示したように一般的にDICマーカーと言われるものにもそれぞれ医学的意義があり，おのおのが何を表しているのか，よく理解した上でDIC診断に生かす必要がある．

　フィブリンモノマーは出来たてほやほやの（重合前の）フィブリンであり，血栓ではあるが，血液中に溶けている．したがって，相当量のフィブリンモノマーが検知できれば，播種性血管内凝固，すなわちDICが起こっていると証明できることになる．

　医学部の講義などでDICマーカーとして強調される「FDP」や「D-ダイマー」は，フィブリン血栓が分解された後の残骸であり，もちろんそれらが増加するDICもある（白血病や産科）が，それほど増加しないDICもある．たとえば重症感染症〜敗血症によるDICでは，感染した病原体によりサイトカインが

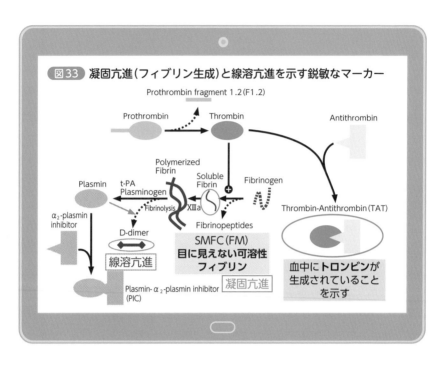

図33 凝固亢進（フィブリン生成）と線溶亢進を示す鋭敏なマーカー

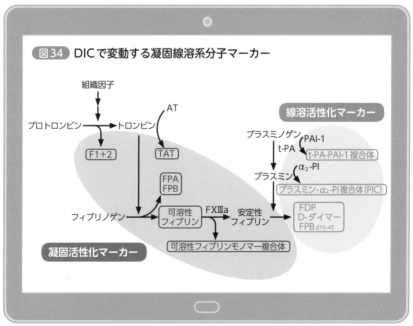

図34 DICで変動する凝固線溶系分子マーカー

増加するが，それによって凝固亢進が起き，同時に線溶阻害因子であるPAI-1（plasminogen activator inhibitor-1）も著増するので，プラスミン産生が抑制されて血栓溶解がブロックされる．したがってフィブリン血栓の分解産物である「FDP」や「D-ダイマー」はあまり増加しない．

また「FDP」や「D-ダイマー」は，目に見えるフィブリン血栓ができて分解されたときにも当然増加するので，DICではなくて静脈血栓症を始め種々の「血栓症」でも増加する．「FDP」や「D-ダイマー」の高値を見て「あっ，DICが起きているな！」と早合点しないよう注意したい 図35 ．ちなみに「FDP」や「D-ダイマー」が増加していた場合，どのように疾患を鑑別していくのかについて，表32 に示した．中でも重症外傷や，羊水塞栓症および胎盤早期剥離などの産科DICにおいては，数千にもおよぶ顕著なFDP増加（D-ダイマー増加度と顕著な解離あり）を認めることがある．これは，大量に生成されたプラスミンによって，フィブリンのみならずフィブリノゲンまでもが次々と分解された結果であり，重篤な止血不全〜出血症状が現れる．ちなみに胸水や腹水を有する患者にもFDPの高値を認めることがある．

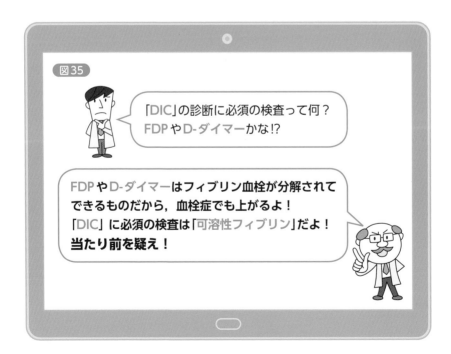

図35

「DIC」の診断に必須の検査って何？
FDPやD-ダイマーかな!?

FDPやD-ダイマーはフィブリン血栓が分解されてできるものだから，血栓症でも上がるよ！
「DIC」に必須の検査は「可溶性フィブリン」だよ！
当たり前を疑え！

表32 FDPやD-ダイマーが増加していた場合の鑑別診断

FDP，D-ダイマーが増加
①血小板・フィブリノゲン正常……………… **血栓症**
②血小板・フィブリノゲン減少……………… **DIC（固形癌）**

FDP，D-ダイマーが正常～軽度増加
① 血小板・フィブリノゲン減少，PT延長… **肝硬変**
② 血小板著減，フィブリノゲン増加……… **敗血症**

FDP，D-ダイマーが著増（特にFDP ≫ D-ダイマー）
フィブリノゲン著減……………………………… **線溶亢進**
（白血病性DIC，産科DIC，重症外傷）

最後に，DIC診療におけるさまざまな誤解について **表33** に示したので，参考にされたい．

表33 DIC診療における誤解

● 血小板が極端に減少しているのでDIC？
　　No！ 急性白血病やMDS, ITPなどとの鑑別が必要

● FDPが上昇していたらDICだ！
　　No！ DICでなくても局所に血栓や血腫があればFDP↑

● 出血症状がないからDICではない？
　　No！ 凝固亢進型DICでは血栓症状が前面に出る

● 採血部位が青紫色になるが，高齢だからしょうがない？
　　No！ 潜在的なDICのサインかもしれない

● DICだから抗凝固療法をしないといけない？
　　No！ 産科DICでは抗凝固療法が出血を助長する

凝固異常の治療には FFP 輸血？

　周術期などPT，APTT延長を認めた患者の出血予防・止血治療には，新鮮凍結血漿 (fresh frozen plasma：FFP) を輸血して凝固因子を補充するのが一般的である．だが，それは本当に有効 (＝医学的意義がある) なのであろうか？ FFPの輸血指示を出している臨床医も，「FFPで出血を予防できた」とか「FFP輸血したら止血がよくなった」などと実感することがあるのだろうか？　凝固検査値が悪い場合，「習慣的」にFFPを輸血しているというのが実情ではなかろうか．

　たとえば，肝硬変や肝不全の患者でPTが高度に延長しているとFFPを投与する．しかし，FFP-480を投与して翌日の検査値を見ても，PTはほぼ横ばいであろう．なぜなら主にPT値を規定する第VII因子は，半減期が2～3時間と短く，投与したFFPに含まれている第VII因子は，翌日には血中からほぼ消失してしまうからである．「FFPを入れなかったらPTがもっと悪くなり出血してしまう」と思うかもしれないが，そんなことは起きないし，出血症状が現れたりもしない図36．

　FFP投与の大前提は「凝固因子の補充による出血の治療」であり，使用指針にも「観血的処置時を含めて(出血に対する)FFPの予防的投与の効果は明らかではない」と謳われている．にもかかわらず，出血予防目的にFFPが使用されるケースは後を絶たない．特に周術期や既述した慢性肝疾患の患者など，凝固能を上げて出血を予防する目的でFFPが投与されることが非常に多い．しかしFFP投与では出血予防効果は上がらないのである．なぜだろうか？

　日本赤十字社から出されているFFPの資料 (http://www.jrc.or.jp/mr/relate/info/pdf/yuketsuj_0706-106.pdf)の中の「凝固因子活性量を上げるFFPの必要投与量」を見ると，「患者の凝固因子活性量を約20～30％上昇させるには，患者の体重1kgあたり約8～12mL (40mL/kgの20～30％) の血漿が必要である」とされ，「体重50kgの患者の場合，凝固因子の活性量を約20～30％上昇させるのに必要な血漿量は，約400～600mLとなる」と書かれている図37．だが，本当にそうか？

　FFP輸血後の血中凝固因子濃度およびフィブリノゲン値 (検査値が絶対値で

図36

肝不全でPT値がめちゃくちゃ悪いから
FFP輸血してよくしないと！
出血したら大変だからな！

**FFPを4〜6単位ほど入れてもPT値はよくなら
ないし，入れなくてもPT値は横ばいでしょうよ！**
PT値改善のためや出血予防のためにFFPを入れ
る意味なし！
当たり前を疑え！

図37 日赤資料およびFFP使用指針より

患者の凝固因子活性量を**約20〜30％上昇
させる**には，患者の**体重1kgあたり約8〜
12mL**（40mL/kgの20〜30％）の血漿が
必要である
注：凝固因子の血中回収率を100％とする

✔ 例えば，**体重50kgの患者の場合，凝固
因子の活性量を約20〜30％上昇**させる
のに必要な血漿量は，**約400〜600mL**
となる

本当に
そうなの？

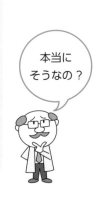

JCOPY 498-22530

表34 FFP投与後の凝固因子濃度／フィブリノゲン値

$$投与後Fib値（mg/dL） = \frac{(投与前Fib値 \div 1000 \times BW \times 0.4) + (FFP投与単位数 \div 4)}{(BW \times 0.4) + (FFP投与単位数 \times 1.2)} \times 1000$$

	FFP 4単位	FFP 8単位
体重50kgでFib値150mg/dL →	161 mg/dL	169 mg/dL
体重50kgでFib値100mg/dL →	121 mg/dL	135 mg/dL
体重60kgでFib値150mg/dL →	160 mg/dL	167 mg/dL
体重60kgでFib値100mg/dL →	118 mg/dL	131 mg/dL
体重70kgでFib値150mg/dL →	159 mg/dL	165 mg/dL
体重70kgでFib値100mg/dL →	116 mg/dL	128 mg/dL

	FFP 4単位	FFP 8単位
体重50kgで凝固因子濃度60％ →	64.4％	67.6％
体重50kgで凝固因子濃度40％ →	48.4％	54.0％
体重60kgで凝固因子濃度60％ →	63.9％	66.7％
体重60kgで凝固因子濃度40％ →	47.2％	52.4％
体重70kgで凝固因子濃度60％ →	63.4％	66.0％
体重70kgで凝固因子濃度40％ →	46.3％	51.1％

表されるのでわかりやすい）をシミュレーションしてみた 表34 ．そうすると，FFP-480（4単位）を輸血しても，なんと患者の血中凝固因子濃度はわずか数％しか上がらないのである．FFP-480を2パック（計960mL＝8単位）輸血しても10％前後の上昇である．これではとても「凝固能を上げて出血を予防する」のは無理であることがおわかりであろう．さきほど紹介した日本赤十字社の資料では，投与後の患者の血漿量の増加分（表34 上部の計算式の青色付け部分）が加味されていないので，誤った計算結果を出してしまうのである．

「FFPには凝固因子がたっぷり含まれている」と思っている臨床医は多い．し

かしFFPは濃縮も何もされていない上に抗凝固剤であるACD液が17〜23％も含まれているので，凝固因子の含有濃度はさして高くない．患者の凝固能を上げるには，患者血中の凝固因子濃度を上げなければならないが，FFPによる凝固因子濃度上昇効果はきわめて乏しいのである 表34 図38．特にFFP2〜6単位の少量投与にはほとんど医学的意義はない 表35．参考までに，FFP-240とFFP-480の違いを示しておく 表36．

　そもそも凝固因子の止血可能限界値は，（フィブリノゲンを除き）正常の20〜25％とかなり低い 表37．つまり少々（たとえば半分程度に）凝固因子濃度が下がっても止血凝固能は保たれるということである．したがって，（さまざまな輸血副作用を引き起こす可能性をはらんだ）FFP輸血までして凝固因子を補充しなければいけない臨床局面というのは，ごく限られているのである（別項で詳述）．「臨床で行われているFFP輸血には，ほとんどの場合，医学的意義はない」と言っても過言ではなく，それはいくつもの医学論文で指摘されていることである．特に代表的なケースを 表38 に示すので，ぜひ参考にしてほしい．

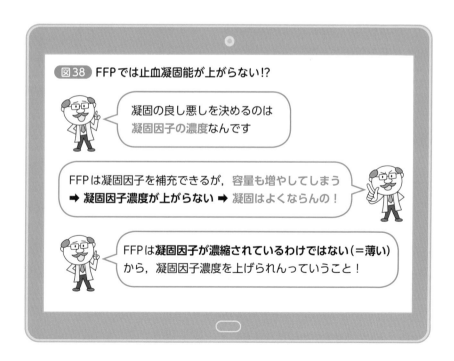

図38 FFPでは止血凝固能が上がらない!?

凝固の良し悪しを決めるのは凝固因子の濃度なんです

FFPは凝固因子を補充できるが，容量も増やしてしまう ➡ 凝固因子濃度が上がらない ➡ 凝固はよくならんの！

FFPは凝固因子が濃縮されているわけではない（＝薄い）から，凝固因子濃度を上げられんっていうこと！

JCOPY 498-22530

表35 FFP少量投与に医学的意義は乏しい

● 大量輸血を必要としない手術・外傷におけるFFPの予防輸注は施行しないことを推奨する

● 特に**非大量出血（8単位までのRBC輸血）**症例において，FFP輸注により死亡率が増加するという論文が複数ある一方，FFP輸注が益となる論文が見あたらず，費用対効果の面からもFFPを推奨しない

● 内科系，外科系を問わずFFP2〜6単位の投与ではほとんど凝固能を上げられず**止血に寄与しない**ため，医学的意義に乏しい
  例：体重60kgの患者にFFP4単位（480mL→実血漿量400mL）を輸注しても凝固因子活性は約4〜6％上昇する程度

● 非出血時はもちろん，**出血時においてもFFPの少量投与は医学的意義に乏しい**

（科学的根拠に基づいた新鮮凍結血漿（FFP）の使用ガイドライン【改訂第2版】より）

表36 FFP-240とFFP-480の比較

FFP-240（¥18,000）			FFP-480（¥24,000）		
56mL（**23％**）の抗凝固剤（クエン酸Na液）を含有			80mL（**17％**）の抗凝固剤（クエン酸Na液）を含有		
実血漿量：**184**mL			実血漿量：**400**mL		
フィブリノゲン含有量は**0.45g**			フィブリノゲン含有量は**1.0g**		
	実血漿量	価格		実血漿量	価格
8単位	736mL	¥7.2万	8単位	800mL	¥4.8万
12単位	1,104mL	¥10.8万	12単位	1,200mL	¥7.2万
16単位	1,472mL	¥16.2万	16単位	1,600mL	¥9.6万
20単位	1,840mL	¥18.0万	20単位	2,000mL	¥12.0万
➡ 男性由来のみであり，フィブリノゲン含有量は少なめ			➡ 女性由来のものも多く，フィブリノゲン含有量は多め		

FFP-240の2袋分は，FFP-480の1袋分とはまったく違う！

表37 止血に必要な最低濃度とそれを招く出血量

因子	最低濃度	出血量（%）*
血小板	$50 \times 10^3/\mu L$	230（169-294）
フィブリノゲン	150 mg/dL（=60%）	102（ 77-129）
プロトロンビン	20%**	201（160-244）
第V 因子	25%**	229（137-300）
第VII 因子	20%**	236（198-277）

*正常循環血液量値との割合
**正常値との割合

フィブリノゲンだけは危ない
60%必要だから！

表38 医学的意義のないFFPの投与例

内科領域	外科領域
✓慢性肝疾患（肝硬変）患者の出血予防 ✓出血傾向を合併しないDICの治療（重症感染症〜敗血症，一部の固形癌） ✓DOAC（経口抗凝固薬）服用患者の出血予防・止血治療 ✓PT, APTT >30%での出血予防 ➡投与すべき病態は，出血症状をともなうDIC（造血器腫瘍など）でFib<150	✓術中：循環血液量の30%（1,000〜1,500 mL）までの出血に対しての投与 ✓術後の出血予防・治療 ➡ドレーン内出血など術後に出血傾向を認める場合，原因の多くは局所からの物理的出血もしくは線溶亢進によるものであり，FFP投与では止血し得ず医学的意義はない

JCOPY 498-22530

大量出血のカギを握るフィブリノゲン

　手術中に出血量が増え，止血が悪くなって大量出血をきたしそうになったら，血小板数のチェックとPT，APTT検査を行い，結果しだいで血小板輸血と新鮮凍結血漿(以下FFP)の輸血を行う，という対応が一般的であろう．しかし，本当にこの対応でよいのだろうか？

　手術中に血が止まらなくなり，大量出血に至りそうになったら，何を検査して，どう治療すべきであろうか？　それに答えるには，血が止まらなくなる真の原因を把握し，それに対する実効性の上がる治療とはどのようなものかを考えなければならない．

　まず血小板について言うと，術前に血小板数が正常値であった場合，たとえ術中に出血量が増えても(血小板数の維持目標である)5万を切ることは稀であり，さらに1〜2万を切るような危機的状況となることはほとんどない．

　一方，PT，APTTについては(15〜16ページに既述したように)，もともとトータルとしての凝固能を表すものではないが，こちらも出血量増加時に(FFPの投与トリガー値である)30％を下回ることは滅多にない．

　以上からすると，術中の止血不良は血小板減少のせいでも凝固障害のせいでもなさそうである．では何が原因なのか？　実はそれが「高度な低フィブリノゲン血症」であることがわかってきた．手術中や重症外傷，周産期などに大量出血をきたした場合，出血量増加の原因や止血不全の程度，果ては止血治療に至るまで，そのカギを握る止血因子はフィブリノゲンなのである 表39.

　項目1と3でも述べたが，「出血」と言えば「血小板減少」と考えるのは誤りであり，臨床上さまざまな局面で，出血の原因が「凝固障害」，なかでも「高度なフィブリノゲン欠乏(<100〜150mg/dL)」であることが経験されている 表40.

　フィブリノゲンは肝臓で産生される340-kDa(→大きな分子である)の血漿蛋白で，トロンビンだけでなくプラスミンや凝固第XIII因子の基質でもあり，血中半減期は3〜5日と，凝固因子の中では比較的長い．正常範囲は200〜400mg/dLと広く，急性期反応物質であるので炎症時には高値(ときには>500mg/dL)を示す．

表39 大量出血時, 凝固障害のターゲットは検査も治療もフィブリノゲン！

山本晃士：大量出血（希釈性凝固障害）に対する輸血療法.
医学のあゆみ「周術期輸血療法UPDATE」*2008; 224: 205-209*.

■ REVIEW ARTICLE
(*Levy JH et al. Anesth Analg. 2012; 114: 261-274*)
CME
Fibrinogen and Hemostasis: A Primary Hemostatic Target for the Management of Acquired Bleeding

REVIEW
(*Levy JH et al. Transfusion. 2014; 54: 1389-1405*)
CME **Fibrinogen as a therapeutic target for bleeding: a review of critical levels and replacement therapy**

表40 大量出血における補充の優先順位

② 血小板

手術中大量出血, 外傷, 産科出血では, 1～2万/μLを切る危機的状況に陥ることはほとんどない

① フィブリノゲン

手術中大量出血, 外傷, 産科出血では, **100～150mg/dLを下回る危機的状況に陥る**ことがしばしばある

血を止めるには血小板輸血と信じられてきた！
しかし**大量出血時, いち早く補充すべきものは**
血小板よりも, フィブリノゲン！

(Br J Anaesth. 2016; 117: 548-550)

JCOPY 498-22530

　フィブリノゲンは凝固反応系の最後の原料となる蛋白であり，他に代償できる因子がない．つまり，他の凝固因子が十分にあってもフィブリノゲンが足りなければ最終的に止血栓（フィブリン血栓）が形成されず，止血不全を招く．

　また，フィブリノゲンは血小板が機能（凝集）するために必須の蛋白であるため（図39），血小板数が維持されていてもフィブリノゲン値が止血可能域を下回っていると一次止血も悪くなり，止血不全を呈する．

　従来，フィブリノゲンの止血可能限界値は100 mg/dLとされてきたが，さまざまな臨床病態においてその値が再検討され，最近では150〜200 mg/dLにすべきとも言われている．フィブリノゲン値と血小板数および止血能との相関関係は，およそ（図40）に示すようなものと考えられる（私見）．

　さらに，フィブリノゲンの止血可能な最低濃度は約60％（＝150 mg/dL）と，血小板や他の凝固因子と比べてかなり高い（前項（表37））．このことは，フィブリノゲンが大量出血時には凝固因子の中で真っ先に止血可能閾値を下回る因子であることを示しており，その血中濃度を維持することは止血のために不可欠である．

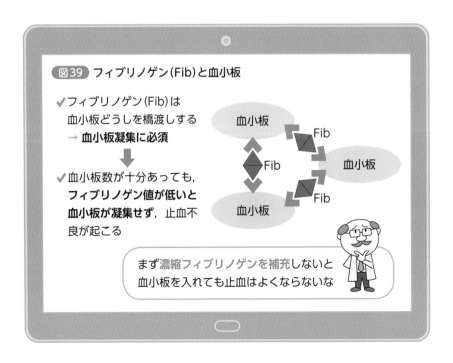

図39　フィブリノゲン（Fib）と血小板

✓フィブリノゲン（Fib）は
　血小板どうしを橋渡しする
　→ **血小板凝集に必須**

✓血小板数が十分あっても，
　フィブリノゲン値が低いと
　血小板が凝集せず，止血不良が起こる

血小板

Fib

血小板

Fib

Fib

血小板

まず濃縮フィブリノゲンを補充しないと
血小板を入れても止血はよくならないな

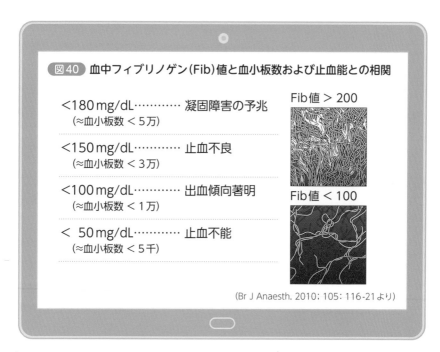

図40 血中フィブリノゲン（Fib）値と血小板数および止血能との相関

<180 mg/dL………… 凝固障害の予兆
（≒血小板数 < 5万）

<150 mg/dL………… 止血不良
（≒血小板数 < 3万）

<100 mg/dL………… 出血傾向著明
（≒血小板数 < 1万）

< 50 mg/dL………… 止血不能
（≒血小板数 < 5千）

Fib値 > 200

Fib値 < 100

(Br J Anaesth. 2010; 105: 116-21より)

「フィブリノゲン値が低下すればPT，APTTも延長するはず」と思われる方も多いかもしれないが，（これも既述したように）PT，APTT検査には凝固反応の初期部分が大きく影響するので，最終段階であるフィブリノゲンが下がっても，その延長は軽度にとどまってしまう．したがって，FFP投与など凝固因子の補充治療の際にも，PT，APTT値を目安にするべきではない 表41．

フィブリノゲンは凝固因子の中でもっとも高濃度で血漿中に存在するが，循環血液量に迫るほどの大量出血が起こった場合に補液や赤血球製剤の輸血ばかりが優先されると，血液の希釈によってその血中濃度は大きく低下する．

また，産科DICのように血栓溶解系（線溶系）が著明に亢進している病態では，出血による喪失に加えて，プラスミンによるフィブリノゲン分解が進み，血中フィブリノゲン濃度は加速度的に低下していく 図41．

一方，人工心肺を使用する心臓血管外科手術においては，人工心肺回路を満たすためのプライミング液充填（1,000〜1,500 mL）により，希釈性の低フィブリノゲン血症が起こる．特に胸部大動脈瘤に対する人工血管置換術では，術中に胸腔内に溜まり直に組織に触れた血液を吸引して患者血中に再循環させる．

JCOPY 498-22530

表41 PT, APTT値を，FFP投与のトリガー値/効果判定とする問題点

① PT, APTT値がどれくらい悪くなったら**出血する(出血しやすくなる)**かが，わからない

② FFP投与でPT, APTT値が改善するケースは少ない

③ たとえPT, APTT値がよくなっても，**凝固能が上がる/止血がよくなる**わけではない

図41 産科大量出血においては，低フィブリノゲン血症が「あっという間」に進む！

胎盤剝離面の止血のため，大量のフィブリン生成→フィブリノゲン消費

出血多量によるフィブリノゲンの体外喪失

線溶亢進によるフィブリノゲンの分解(FDPの著増)

↓

高度な低フィブリノゲン血症 (< 50〜100 mg/dL)

↓

制御不能な大量出血

この血液は外因系凝固反応の開始因子である組織因子（tissue factor）に直接触れて凝固系の活性化が起こるため，トロンビン産生→可溶性フィブリンモノマーの生成（＝フィブリノゲン消費）に至り，より一層の低フィブリノゲン血症が進むことになる 表42 ．

出血量の増加にともなって起こる「高度な低フィブリノゲン血症（<100〜150mg/dL）」においては，縫合，圧迫，電気メスでの焼灼などの外科的手技では止血不可能な出血症状を呈する．その特徴は「ある時点から突然現れる全身性の出血傾向」であり，具体的には「出血点を特定できない，じわじわとにじみだすように湧き出てくる出血（ウージング）」である 図42 ．

以上述べたように，大量出血を招く主たる原因は「150mg/dLを下回る低フィブリノゲン血症」であり，したがって検査すべきは「患者の血中フィブリノゲン値」ということになる．しかし検査部での凝固検査にはかなり時間がかかるため 表43 ，最近登場した，ベッドサイドでフィブリノゲン値がすぐにわかる迅速測定機器（FibCare； 図43 ）を手術室などに導入されることをお勧めする．

最後に「低フィブリノゲン血症」の治療であるが，高度に低下したフィブリノ

表42 大血管置換術での人工心肺作動中における
　　　　フィブリノゲン値低下の機序

● 人工心肺中，胸腔内に溜まってくる血液は，ほぼすべて吸引されて血管内に再循環する

● この再循環する血液は胸腔組織に直に触れていて組織因子・活性化VII因子による外因系凝固の活性化が起こり（たとえヘパリン化されていても）トロンビン産生〜目に見えない可溶性フィブリンの生成が進む
（Thromb J. 2003; 1: 3）
（J Cardiothorac Surg. 2015; 10: 84）

● 可溶性フィブリンの生成が進むとフィブリノゲンは消費されて低下する

図42 フィブリノゲン枯渇による出血の特徴

✔ 手術中，かなりの出血量増加を認めた時点で，突然…

> ① 出血点がわからない湧き出てくるような出血
>   （ウージング）
> ② 複数の針穴からにじみ出てくる出血
> ③ 圧迫止血を試みようとしても，まったく無効

「術中DICなんかじゃない！」
当たり前を疑え！

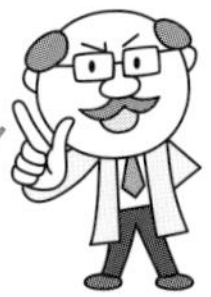

表43 緊急時に検査部で凝固検査（フィブリノゲン測定）をして
もらっていては…

● 結果が出るまでに30〜45分ほどを要し，その間に出血量はどんどん
増える（プラス1000 mL以上!?）

● 検査結果が返ってきた時には，さらに凝固が悪く（＝フィブリノゲン値
が低く）なっている

● 凝固障害（低フィブリノゲン血症）に対する治療が遅れ，止血がきわめ
て困難になる

● 大量出血への緊急対応は，いったん後手に回ると取り返すのがとても
大変になる！

➡ **リアルタイムにフィブリノゲン値を評価することがきわめて重要！**
⇒ POCフィブリノゲン測定

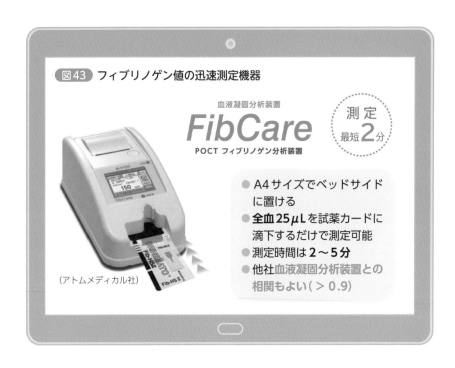

図43 フィブリノゲン値の迅速測定機器

血液凝固分析装置
FibCare
POCT フィブリノゲン分析装置

測定 最短2分

● A4サイズでベッドサイド に置ける
● **全血25μL**を試薬カードに 滴下するだけで測定可能
● 測定時間は**2〜5分**
● 他社血液凝固分析装置との 相関もよい(> 0.9)

(アトムメディカル社)

ゲン値をすみやかに上げるためには，FFPではなく，フィブリノゲンが濃縮されている製剤(クリオプレシピテートやフィブリノゲン製剤)を短時間で投与することが必須である 図44．実際にそのような治療が止血不良を劇的に改善し，危機的出血を回避できることが経験されている 図45．参考までに，FFP投与後とフィブリノゲン製剤投与後の血中フィブリノゲン値の上昇度を示しておく 図46．図47 にも示すが，FFPだけではいくら投与量を増やしても血中フィブリノゲン値は上がらず，容量負荷の増大により肺水腫を発症するリスクが高まるだけである．

　一方，重症肝硬変患者やL-アスパラギナーゼ投与後などにおいても100 mg/dLを下回るほどの高度な低フィブリノゲン血症を認めることがある．しかし，これらの病態では「肝臓でのフィブリノゲン産生障害」によって低フィブリノゲン血症をきたしているのであり，大量出血や出血性DICにおける低フィブリノゲン血症とはまったく機序が異なる．実は，産生障害による低フィブリノゲン血症では，たとえ <100 mg/dL となっても自然出血をきたすことはなく，FFP投与による補充も不要である 図48．

図44 フィブリノゲン補充の最強兵器

クリオ/フィブリノゲン製剤
FFPの約10倍にフィブリノゲンが濃縮されている

1. クリオプレシピテート(クリオ)

Fib
3g分 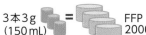 FFP 16U
(200 mL)
　　　約10倍に濃縮

使用後はFFPとして保険請求
できる

2. フィブリノゲン製剤

3本3g ＝ FFP
(150 mL) 2000 mL

フィブリノゲン含有量が一定
高い安全性, 血液型不問,
保険適用なし

3~4gの濃縮フィブリノゲンを10分前後で投与できれば, 患者の
フィブリノゲン値は**約100 mg/dL 上昇**し, 止血可能レベルに到達する

図45

手術中に出血量が増え, 止血が悪くて
大量出血になりそうになったら…
血小板数とPT, APTTを検査し,
血小板とFFPを輸血すればいいよね!?

それじゃ止血できないよ!
簡易迅速測定機器ですぐに**フィブリノゲン
値を測り**, 低かったら**濃縮フィブリノゲン
の投与**だよ!

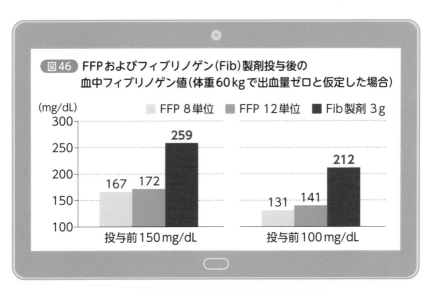

図46 FFPおよびフィブリノゲン（Fib）製剤投与後の
血中フィブリノゲン値（体重60kgで出血量ゼロと仮定した場合）

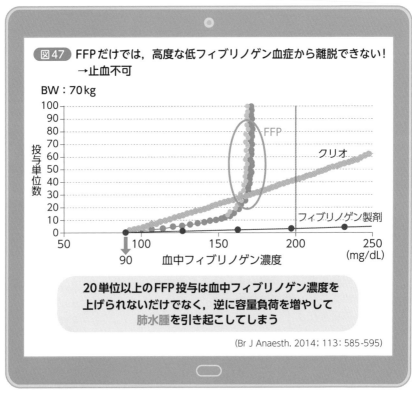

図47 FFPだけでは，高度な低フィブリノゲン血症から離脱できない！
→止血不可

20単位以上のFFP投与は血中フィブリノゲン濃度を
上げられないだけでなく，逆に容量負荷を増やして
肺水腫を引き起こしてしまう

(Br J Anaesth. 2014; 113: 585-595)

図48

重症肝硬変やL-アスパラギナーゼ投与後にも
けっこうフィブリノゲン値が下がるから，
FFPを投与して出血予防しなきゃね！

それらは「産生障害」による
低フィブリノゲン血症だから大丈夫！
出血しないから，FFP投与も不要だよ！

出血を助長する線溶亢進

　血栓を溶かす線溶系というのは，凝固系が活性化した後に，続いて活性化してくる反応系である．すなわち，凝固反応が進んで生成してくるフィブリン上で，プラスミノゲンがプラスミノゲン・アクチベーター（主にt-PA）の働きによってプラスミンに変換され，線溶反応（＝フィブリン溶解）が進むことになる（図49）.

　このとき，プラスミノゲンもt-PAもフィブリンおよびフィブリノゲン上のリジン結合部位（lysine-binding site：LBS）に結合する（図50）.つまり，LBSにてプラスミンが生成され，その部位で即座にフィブリンが分解されるのである（図51）.

　原則として線溶反応はフィブリン血栓ができないと始まらないし，血栓により血管傷害部位の止血が完了してから緩やかに進む，という大変理に適ったものとなっている.

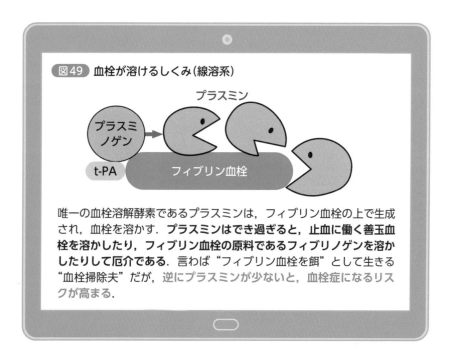

図49 血栓が溶けるしくみ（線溶系）

プラスミノゲン → プラスミン

t-PA　フィブリン血栓

唯一の血栓溶解酵素であるプラスミンは，フィブリン血栓の上で生成され，血栓を溶かす．**プラスミンはでき過ぎると，止血に働く善玉血栓を溶かしたり，フィブリン血栓の原料であるフィブリノゲンを溶かしたりして厄介である.**言わば"フィブリン血栓を餌"として生きる"血栓掃除夫"だが，逆にプラスミンが少ないと，血栓症になるリスクが高まる.

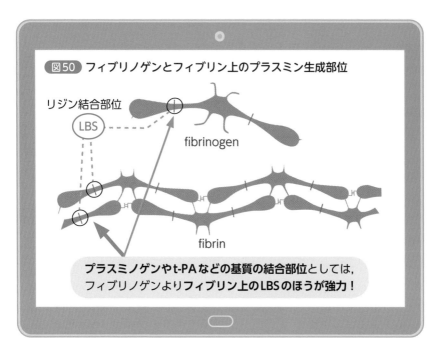

図50 フィブリノゲンとフィブリン上のプラスミン生成部位

リジン結合部位

LBS

fibrinogen

fibrin

プラスミノゲンやt-PAなどの基質の結合部位としては，
フィブリノゲンよりフィブリン上のLBSのほうが強力！

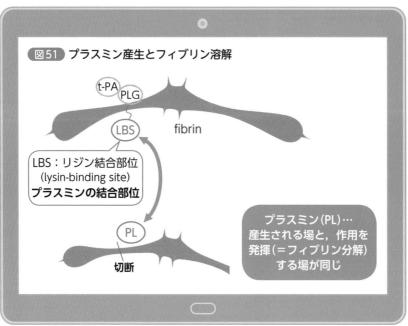

図51 プラスミン産生とフィブリン溶解

t-PA
PLG

LBS
fibrin

LBS：リジン結合部位
（lysin-binding site）
プラスミンの結合部位

PL

切断

プラスミン（PL）…
産生される場と，作用を
発揮（＝フィブリン分解）
する場が同じ

線溶反応は，血管が傷ついたとき止血のために生じた血栓が必要以上に存続・増大しないようにしてくれるものである．もし線溶系が働かないと，できた血栓がやがて血管腔を閉塞し血流を途絶させてしまう．低線溶状態は血栓症のリスク因子であり，代表的なものとしてメタボリック症候群，心因性ストレス，加齢などが挙げられる．

　健常状態では，線溶系はほどよく働いて出血症状を呈することはない．しかし，ある種の病態では線溶反応が亢進して，傷が修復される前に血栓を溶かしてしまい，出血を起こす．場合によってはフィブリンの原料であるフィブリノゲンまでをも分解してしまい，著しい出血症状を呈することになる．

　凝固系と同様，線溶系にも線溶反応を阻害して制御する因子が存在するが，その主役はplasminogen activator inhibitor-1 (PAI-1) とα_2-プラスミン・インヒビター（α_2-PI）である 図52 ．（きわめて稀ではあるものの）このいずれかが先天的に欠乏している患者がいるが，どちらも著明な線溶亢進をきたし，ひどい出血症状を呈する．凝固系にはまったく異常がないために，診断には非常に難渋する疾患である．

　表44 に，線溶亢進をきたす病態・疾患を示した．特に①急性白血病と②羊水塞栓症・胎盤早期剥離は出血性DICを引き起こしてくる疾患であり，いわゆる一次線溶（＝フィブリノゲン分解）も亢進することが多い．どちらも出血症状〜止血不全は顕著である．③重症外傷も早期から線溶亢進が顕著に起こり，やはりフィブリノゲン分解が進むので出血症状はひどい．④アミロイドーシスでは，アミロイド線維上でt-PAが活性化されることに加え，アミロイドを産生する形質細胞がu-PA（ウロキナーゼ）をも産生していることにより，線溶亢進が起こると考えられている．

　一方，線溶亢進をきたすもののその程度が軽く，ひどい出血傾向を呈さないものとしては，⑤大動脈瘤，⑥肝血管腫，⑦前立腺癌，⑧肝硬変などが挙げられる．このうち⑤〜⑦は，いずれも「サイレントDIC」をきたす疾患として55ページ 表31 に示した．いずれも自然出血はきたさないものの，血管に傷がつくと，止血のためのフィブリン血栓がすぐに溶解されてしまうため，出血〜止血不良を呈することになる．

　線溶亢進を示す臨床検査値としては，①FDP増加，②D-ダイマー増加，③プラスミン・α_2-プラスミンインヒビター複合体（PIC）増加，④α_2-PI低下，

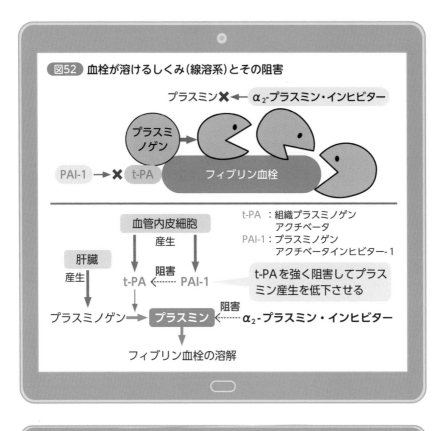

図52 血栓が溶けるしくみ（線溶系）とその阻害

プラスミン ✖ ← α₂-プラスミン・インヒビター

プラスミノゲン

PAI-1 → ✖ t-PA　フィブリン血栓

血管内皮細胞
産生

肝臓
産生

t-PA ←‥‥ PAI-1
　　阻害

プラスミノゲン → プラスミン ←‥‥ α₂-プラスミン・インヒビター
　　　　　　　　　　　　　　　阻害

フィブリン血栓の溶解

t-PA ：組織プラスミノゲン
　　　　アクチベータ
PAI-1：プラスミノゲン
　　　　アクチベータインヒビター-1

t-PAを強く阻害してプラス
ミン産生を低下させる

表44 線溶亢進をきたす病態・疾患

出血傾向のひどいもの	出血傾向のひどくないもの
① 急性白血病	⑤ 大動脈瘤
② 羊水塞栓症・胎盤早期剥離 　（産科DIC）	⑥ 肝血管腫
③ 重症外傷（特に頭部外傷）	⑦ 前立腺癌
④ アミロイドーシス	⑧ 肝硬変

⑤プラスミノゲン低下などが挙げられる 表45 ．しかし，いずれも血中にフィブリン血栓ができて線溶反応が起これば，その結果として現れる検査値ばかりであり，線溶亢進として評価するには，その程度と持続性が重要である．また，①や②は DIC の診断基準にも含まれるものであるが，血栓症でもある程度増加する．線溶亢進を判断するには，③や④も参考にするべきである．

表45 線溶亢進を示す検査値

① FDP 増加
② D-ダイマー増加
③ プラスミン・α_2-プラスミン・インヒビター複合体 (PIC) 増加
④ α_2-プラスミン・インヒビター (α_2-PI) 低下
⑤ プラスミノゲン低下

- -

注1：いずれもその程度が顕著で，一定期間持続している場合に線溶亢進と評価できる

注2：①と②は血栓症でも認められ，血栓溶解が完了に近づくと軽減される

出血症状（止血不良）と血栓症は表裏一体

　古来より生き物は，生存するために弱肉強食の世界を生き抜かねばならず，敵との戦いで日常的に傷を負っていた．したがって「出血」という現象は，生き物の死に直結するもっとも大きな原因であった．そのため，「血を止める」という生体防御反応は，速く，しかも非常に強力に起こるよう備わっているのである．ヒトも生き物である以上，例外ではなく，その止血反応は迅速かつ強力である．

　このような背景から，凝固反応の速さ，強さには人種差が生まれることになる．狩猟民族として生きてきた欧米人の凝固反応は，農耕民族であったアジア人種よりも速く，強く備わっており，実際に凝固検査値も短縮していて血の止まりも速い 図53．なので，抗凝固薬の効き具合などをモニターする際に，欧米人でのデータをそのまま日本人に当てはめると危険なことがある．また，海賊（バイキング）としての歴史をかかえる北欧人には，「活性化プロテインC抵

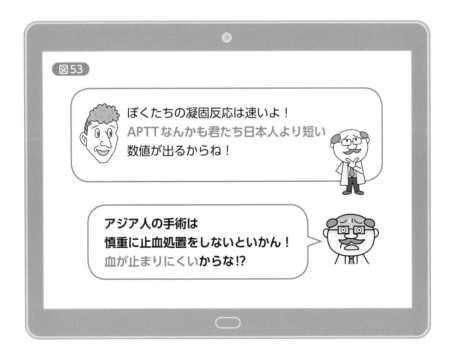

図53

ぼくたちの凝固反応は速いよ！
APTT なんかも君たち日本人より短い
数値が出るからね！

アジア人の手術は
慎重に止血処置をしないといかん！
血が止まりにくいからな!?

抗性」という第Ⅴ因子の遺伝子変異が広く存在し，凝固反応にブレーキがかかりにくくなっている．

　止血系を構成するのは血小板と10種類もの凝固因子であり，しかも血小板による止血反応と凝固系の反応はお互いを補完する役割をもっていて，どんな状況でもなんとか血栓を作れるようになっている．その他，凝固反応系の共通経路の起点となる第Ⅹ因子の活性化以前に，内因・外因両系がすでに相互関係をもっている．すなわち，活性化第Ⅻ，Ⅸ因子による第Ⅶ因子の活性化や，活性化第Ⅶ因子による第Ⅸ因子の活性化である．

　凝固反応は，活性化された凝固因子が次の凝固因子の活性化に働き，次々と滝の水が流れ落ちるように作用が連続していく．イギリスの血液凝固学者R. G. Macfarlaneは，これを"酵素の瀑布 (ばくふ) 説"として唱えた．また，微量の開始因子から莫大な量のトロンビン〜フィブリンが生成されるという"増幅系"であることも重要な特徴である 図54 ．

　生成されたばかりのフィブリンは単量体(モノマー)で可溶性だが，活性化第ⅩⅢ因子の作用 (架橋形成) により不溶性の多量体 (ポリマー) へと変換され，強固なフィブリン血栓となる (58ページ 図33)．このフィブリンが，赤血球を包み込んだフィブリン網，すなわち二次血栓(赤色血栓)を形成することになる．電子顕微鏡で見ても，フィブリン血栓はまさに網のような形態をとっており，この網が密で強固なほど，しっかりと止血できることになる．

　一方，止血のために作られた血栓は，血が止まった後も消えずに残ったり，どんどん大きくなったりすると，今度は血管を塞いで血の流れが悪くなったり止まったりしてしまう．そうならないように備わっているのが，血栓溶解系 (線溶系) である．すなわち，できた血栓上でプラスミノゲンがプラスミンに変わり，このプラスミンが血栓を溶かしていくという反応である．線溶系の反応はこのプラスミンのみが主役であり，しかもプラスミンは血中でそのインヒビター (α_2-プラスミン・インヒビター) によってすみやかに失活するので，どちらかと言えば貧弱な反応系と言えよう 表46 ．

　このように「出血」と「血栓症」が発症するかどうかは，凝固系と線溶系のバランスによって決まるので，そのリスクを検知するには，双方の活性化の度合いをチェックすることが有用である 図55 ．本書で述べてきたように，「出血リスク」の評価は比較的行いやすい．しかし残念ながら，血栓リスクを評価する

直接的な指標はなく，PAI-1（主要な線溶阻害因子）を測定すること以外には，基礎疾患や生活習慣などから「血栓症リスク」が高いかどうかを予測するにとどまらざるを得ない．

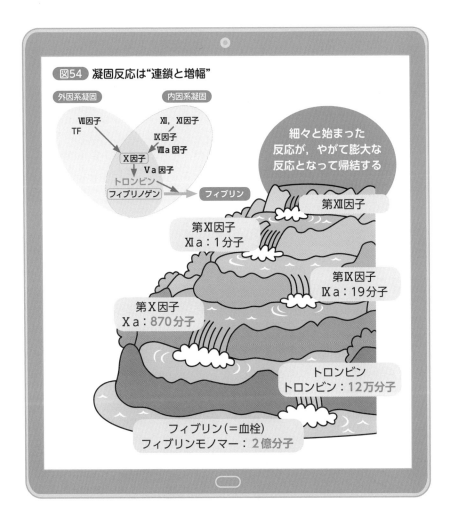

図54 凝固反応は"連鎖と増幅"

表46 **ヒトは出血には強く，血栓には弱い**

止血系は充実している	血栓溶解系は貧弱
● 血小板がある ● 凝固因子がたくさんある 　…10種類以上の蛋白が次々に活性化されていく増幅反応系であり，最終的に莫大な量のトロンビンが産生される ✔出血は個体の死に直結するため，その防御力は強力	● 血栓を溶かす蛋白 (酵素) はプラスミンだけ ● プラスミンはそのインヒビターによってすみやかに失活する ✔そもそも血栓溶解系 (線溶系) は，止血のための血栓が必要以上に存続・増大しないためにある

図55 **出血症状 (止血不良) を呈するか血栓症を起こすかどうかは血液凝固系と血栓溶解系のバランスで決まる！**

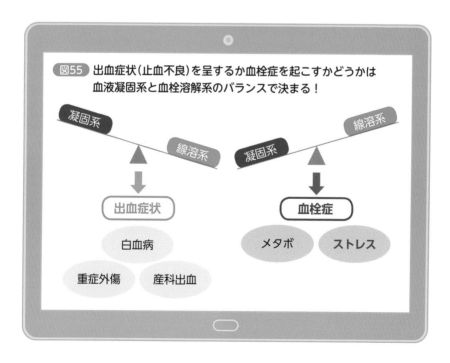

JCOPY 498-22530

症例問題

　最後に，凝固異常関連の症例問題（多肢選択式）を挙げておくので，ご自身の凝固系知識および本書読破後の理解度を試されてはいかがだろうか．（正答および解説文は93〜97ページ）

問1

47歳男性．生来，出血症状はなかったが，歯科での抜歯の際に止血困難を指摘されて血液内科を紹介受診した．止血系のスクリーニング検査では，血小板数24.7万；PT 93％；APTT 52.6秒；フィブリノゲン 252mg/dLであった．もっとも可能性の低い疾患は以下のどれか．

1. 血友病A
2. 血友病B
3. 第XI因子欠乏症
4. 第XII因子欠乏症
5. フォン・ヴィルブランド病

問2

68歳男性．生来，出血傾向はない．胆石の手術前に行った凝固系スクリーニング検査で，PT 36％；APTT 32.6秒；フィブリノゲン 184mg/dLという結果であった．もっとも考えにくい原因もしくは疾患は以下のどれか．

1. 慢性肝炎
2. ワルファリン内服
3. 第VII因子欠乏症
4. ビタミンK欠乏症
5. 血液型O型

76歳男性．生来，出血症状はなかったが，ある日，前胸部から左上腕部におよぶ大きな青あざがあるのに気づいた．診断〜治療のために必要でない検査は以下のどれか．

1．PT
2．APTT
3．クロスミキシング検査
4．第Ⅷ因子インヒビター
5．ループス・アンチコアグラント

2歳の男児．右手首を痛がって泣きわめく．整形外科を受診したところ関節出血の疑いがあると言われ，小児血液科を紹介される．凝固系スクリーニング検査の結果は次の通りであった．PT 93％；APTT 78.5秒；フィブリノゲン189 mg/dL．もっとも考えられる疾患は以下のどれか．

1．軽症血友病
2．中等症血友病
3．重症血友病
4．先天性低フィブリノゲン血症
5．フォン・ヴィルブランド病

問5

57歳の男性．生来，出血傾向はないが，心房細動があって薬を服用している．胃ポリープ切除術前の採血検査でPT 86％；APTT 43.1秒；フィブリノゲン232mg/dLという結果であった．もっとも可能性の低いものは以下のどれか．

1. 第XIII因子欠乏症
2. 軽症血友病A
3. 中等症血友病B
4. 抗トロンビン薬の服用
5. フォン・ヴィルブランド病

問6

生後2日目の男児．へその緒の脱落部から出血が止まらず，小児血液科にコンサルトされた．もっとも考えられる疾患は以下のどれか．

1. 血小板無力症
2. 重症血友病A
3. 第VII因子欠乏症
4. 第XIII因子欠乏症
5. フォン・ヴィルブランド病

15歳の男児．部活動にて足をけがし，近医にて縫合処置を受けた際に止血困難が認められた．凝固検査結果から軽症血友病Aの可能性を指摘され，第Ⅷ因子製剤の投与を受けた．その数週間後に，今まで経験したことのない大腿部の筋肉内出血をきたした．凝固検査ではPT 77%；APTT 85.6秒；第Ⅷ因子活性 2%であった．もっとも考えられる原因もしくは疾患は以下のどれか．

1. 後天性血友病A
2. 抗リン脂質抗体の出現
3. 第Ⅷ因子インヒビターの出現
4. 抗フォン・ヴィルブランド因子抗体の出現
5. ループス・アンチコアグラントの出現

12歳の女性．生来，出血症状はない．初潮を迎えた際に出血が止まらず，貧血症状を起こした．止血系血液検査の結果は次のようであった：血小板数27.6万；PT 96%；APTT 47.3秒；第Ⅷ因子活性 28%；フィブリノゲン312mg/dL．もっとも可能性の高い疾患は以下のどれか．

1. 血小板無力症
2. 血友病保因者
3. 後天性血友病A
4. 抗リン脂質抗体症候群
5. フォン・ヴィルブランド病

問9

71歳の男性. 自転車走行中に車にはねられて頭部外傷を負い, 救急搬送された. 緊急CTにて頭蓋内出血を認めた. 家族への聴取で, 以前より心房細動があり血栓予防薬(納豆摂取不可)を内服していたことがわかった. 止血のために最優先で行うべき治療は以下のどれか.

1. 新鮮凍結血漿の投与
2. プロトロンビン複合体製剤の投与
3. 遺伝子組換え活性型第Ⅶ因子製剤の投与
4. ビタミンKの静注
5. 濃厚血小板製剤の輸血

問10

68歳の男性. 胆管癌の手術後2週間の時点で, 血尿および下血を認めるようになった. 患者は術後から絶食とされ, 抗生物質セファメジンの連日投与を受けていた. 止血系スクリーニング検査の結果は, 血小板31.4万; PT INR 4.3; APTT 93.7秒であり, Hb値は7.8であった. ただちに行うべき治療は以下のどれか.

1. 遺伝子組換え活性型第Ⅶ因子製剤の投与
2. プロトロンビン複合体製剤の投与
3. フォン・ヴィルブランド因子含有第Ⅷ因子製剤の投与
4. ビタミンKの静注
5. 血漿交換

6歳の男児．階段から転落して頭部に傷を負い，救急外来を受診．傷からの出血がひどく，止血処置にても止血は悪かった．緊急の血液検査では，血小板数17.8万；PT 102％；APTT 47.9秒という結果であった．まず行うべき治療は以下のどれか．

1. 遺伝子組換え活性型第Ⅷ因子製剤の投与
2. フォン・ヴィルブランド因子含有血漿由来第Ⅷ因子製剤の投与
3. 血漿由来第Ⅸ因子製剤の投与
4. 遺伝子組換え活性型第Ⅶ因子製剤の投与
5. トラネキサム酸の静脈内投与

42歳の女性．妊娠41週で陣痛促進剤の投与にて経腟分娩したが，分娩後より出血が止まらず，出血性ショックに陥った．この妊産婦の血液検査所見として考えにくいのは以下のどれか．

1. PTの延長
2. フィブリノゲン値の上昇
3. FDPの増加
4. 血小板数の減少
5. APTTの延長

問13

72歳の女性．以前から胆石を指摘されていたが，昨夜より右上腹部の激痛と高熱をきたして救急搬送された．搬送時，四肢の冷感が強く，血圧低下も認めた．この患者に認められる血液検査所見として妥当なものは以下のどれか．

1. 可溶性フィブリンの増加
2. アンチトロンビンの増加
3. FDPの著増
4. フィブリノゲン値の低下
5. 血小板数の増加

問14

26歳の女性．妊娠・出産歴はなく，持病もない．血液型はO型．以前より大腿部に小さい青あざがよくできることを心配していた．今回，打った覚えもないのに大腿部にいつもより大きなあざができたので，血液内科を受診した．この患者に認められる可能性がある臨床検査値は以下のどれか．

1. 血小板数の減少
2. APTT延長
3. クロスミキシング試験でのインヒビター型
4. 血小板凝集能の低下
5. ループス・アンチコアグラント

66歳の女性. 生来, 出血傾向はない. 変形性膝関節症の手術前の採血検査で, PT 91％；APTT 64.8秒；第Ⅷ因子活性 18％；第Ⅸ因子活性 9％；第Ⅺ因子活性 13％という結果であった. 原因としてもっとも可能性の高いものは以下のどれか.

1. 後天性血友病
2. 血友病保因者
3. 第Ⅺ因子欠乏症
4. 複合型凝固因子欠乏症
5. ループス・アンチコアグラント

症例問題の正答および解説文

問1

正答：4

出血症状および止血系の臨床検査値から，もっとも可能性の低い疾患を問う問題である．患者に認められるのはAPTTの延長のみであり，内因系凝固因子もしくはフォン・ヴィルブランド因子の欠乏症である可能性がある．第XII因子は内因系凝固因子であるが，通常，止血不良を呈することはない．

問2

正答：5

術前の凝固系スクリーニング検査値異常から，その原因もしくは疾患名を問う問題である．PTのみ中等度に延長していることから外因系凝固因子の欠乏が考えられ，選択肢3はそれに該当する．選択肢2は投与過剰でない限り，また選択肢1，4は重篤でない限り，PTのみの延長をきたす．血液型O型に認められることがある凝固検査値異常は，APTTの軽度延長である．

問3

正答：5

高齢者での初めての出血症状から，診断のために必要な検査を問う問題である．選択肢1〜4は凝固因子欠乏あるいは凝固因子インヒビターの可能性をチェックする検査であり必要である．選択肢5によって出血症状を呈することは稀であり，この臨床症状からは検査する意義はないと言える．

問4

正答：3

関節出血をきたした男児の凝固検査結果から疾患名を問う問題である．乳幼児期での出血症状とAPTTの高度な延長から，もっとも考えられるのは重症血友病である．血液検査結果より選択肢4は否定的．臨床経過および出血症状より，選択肢5も否定的である．

問 5

正答：1

出血傾向のない患者に認められた軽度 APTT の延長から，可能性の低い疾患名を問う問題である．選択肢 2 〜 5 は，いずれも軽度の APTT 延長をきたすことがある．第 XIII 因子欠乏症では PT，APTT は正常であり，可能性は低い．

問 6

正答：4

出血症状から先天性出血性疾患名を問う問題である．新生児における臍帯脱落部からの止血困難は，血小板異常や血友病，フォン・ヴィルブランド病では見られず，先天性無フィブリノゲン血症や第 XIII 因子欠乏症に特徴的な出血症状である．

問 7

正答：3

軽症血友病 A と考えられる男児に対する第 VIII 因子製剤投与後に，今までみられなかった筋肉内出血を認めた症例の発症原因を問う問題である．軽症であっても血友病 A 患者に対する初回の第 VIII 因子製剤投与後には，第 VIII 因子インヒビターの出現を認めることがあり，それによって出血症状が増悪する．臨床経過より，選択肢 3 以外の可能性はきわめて低い．

問 8

正答：5

女児における初めての出血症状から，もっとも可能性の高い疾患名を問う問題である．止血系血液検査では APTT の中等度延長と第 VIII 因子活性の低下を認めるが，臨床経過および症状から選択肢 2 〜 4 は否定的である．通常，血友病保因者では臨床的に問題となるような出血症状を認めることはほとんどない．過多月経はフォン・ヴィルブランド病患者に見られる典型的な出血症状のひとつである．

(問9)

正答：2

血栓予防薬を内服中の患者が頭部外傷を負った際に行うべき，緊急止血治療を問う問題である．臨床情報より患者はワルファリンを内服していたと推察される．ワルファリン服用者の頭蓋内出血に対しては，もっとも短時間でワルファリンの抗凝固作用をリバースできるプロトロンビン複合体製剤の投与を最優先で行うべきである．選択肢1および4は効果の発現が緩やかなため，止血に時間がかかる．選択肢3には保険適用がなく，止血が得られるかどうかわからない．濃厚血小板製剤の輸血だけでは凝固能の改善は期待できない．

(問10)

正答：4

消化器系手術の術後に出血症状と凝固検査値異常を認めた症例に対する治療を問う問題である．臨床経過および採血検査結果より，高度なビタミンK欠乏がもっとも疑わしい．出血による貧血の進行も高度であり，ただちにビタミンKを投与して凝固能の改善を図る必要がある．選択肢2も有効ではあるが保険適用がない．

(問11)

正答：2

出血症状と血液検査結果から，未診断の出血性疾患に対する緊急治療を問う問題である．APTTのみの延長から血友病やフォン・ヴィルブランド病の可能性が考えられるが，院内で因子活性測定はできず，頭部外傷に対して診断的治療に踏み切る必要がある．血友病と仮定するなら頻度的には第Ⅷ因子欠乏症のほうが多く，とりあえず第Ⅷ因子製剤の投与を行う．その場合，フォン・ヴィルブランド病も想定してフォン・ヴィルブランド因子含有第Ⅷ因子製剤のほうを選択する．投与後ただちにAPTTを再測定し，改善が認められなければ，すみやかに第Ⅸ因子製剤を投与する．遺伝子組換え活性型第Ⅷ因子製剤の投与は血栓性合併症のリスクがある．トラネキサム酸の投与だけで止血できる可能性は低い．

(問12)

正答：2

産科大量出血における凝固線溶系の検査値異常を問う問題である．通常，妊産婦では妊娠満期に近づくにつれてフィブリノゲン値が上昇し，凝固能が亢進する．しかし，大量出血を起こした妊産婦では高度な凝固線溶異常が起こり，血小板数も減少する．もっとも出血症状を増悪させるのは，消費性の凝固障害（これによりPT，APTTの延長をきたす），特にフィブリノゲン値の低下である．血栓溶解酵素であるプラスミンも大量に産生されるため，フィブリン分解産物であるFDPが著明に増加する．

(問13)

正答：1

重症感染症〜敗血症患者における止血・凝固線溶系の検査値異常を問う問題である．臨床経過よりこの患者は急性化膿性胆管炎を発症し，敗血症性ショックに陥っていると考えられる．敗血症にともなうDIC（播種性血管内凝固症）では，高度な凝固亢進による血栓傾向が招来される．炎症の増悪にともなって急性期反応物質であるフィブリノゲンは増加し，逆に血小板数は消費性に減少する．大量のトロンビン産生にともないアンチトロンビンも消費されて低下し，可溶性フィブリンが増加する．一方で血栓溶解阻害因子であるPAI-1の著増によりプラスミン生成が抑制されるため，フィブリン分解産物であるFDPの増加は軽度にとどまる．

(問14)

正答：2

若年〜中年女性における大腿部での紫斑をきたす原因を考え，それによる臨床検査値異常を問う問題である．通常，血小板系の異常による出血症状は，あざのような斑状のものではなく，点状の出血である．大腿部のあざということで後天性血友病の可能性も否定はできないが，年齢と経過からは考えにくい．疫学上，若年女性に認められることの多いループス・アンチコアグラントは，出血症状ではなく血栓症状を呈する．血小板凝集能の低下は血小板無力症で認められるが，通常この疾患では幼少期から出血症状が出現する．血液型〇型で

はフォン・ヴィルブランド因子の軽度低下（→APTT延長をきたす）を認める人が多いことが知られており，この患者の症状はそれによる可能性がある．

（問15）

正答：5

出血傾向のない患者に認められたAPTTの延長および凝固因子活性値の結果から，可能性の高い原因を問う問題である．APTTの延長および複数の内因系凝固因子の活性値が低いことから，APTT反応を阻害する抗体の存在が疑わしい．APTT補正試験を行ってインヒビター型を呈するかどうか確認すべきであるが，可能性として高いのはループス・アンチコアグラントの存在であろう．

表13の答え：PT, APTT値から考える原因・疾患

① 足骨折オペ時の止血困難
17歳♂：PT 111%，APTT 36.9秒　➡ **軽症血友病**

② 月経過多
36歳：PT 119%，APTT 37.7秒　➡ **VWD**

③ 大腸憩室出血〜結腸切除術後の止血不良　➡ **中等症血友病**
34歳♂：PT 130%，APTT 52.6秒

④ くも膜下出血　➡ **ループス・アンチコアグラント**
55歳♀：PT 106%，APTT 52.8秒

⑤ イレウス＆感染　➡ **ビタミンK欠乏**
46歳♀：PT 18%，APTT 108秒

⑥ 四肢の紫斑　➡ **後天性血友病**
76歳♂：PT 121%，APTT 82.3秒

⑦ 不整脈　➡ **トロンビン阻害薬**
75歳♂：PT 65%，APTT 62.7秒

⑧ 敗血症　➡ **血管ルート採血**
84歳♀：PT 19%，APTT 測定不能

⑨ 生理時多量出血　➡ **無フィブリノゲン血症**
38歳：PT, APTT ともに測定不能

索引

著者略歴

山本　晃士（やまもと　こうじ）

昭和 61 年 3 月　　名古屋大学医学部卒業

平成 元 年 4 月　　名古屋大学大学院医学研究科（第一内科血液
　　　　　　　　　　凝固研究室）入学（研究テーマ：先天性プロ
　　　　　　　　　　テインC欠乏症）

平成 5 年 4 月　　米国留学（サンディエゴ・スクリプス研究所
　　　　　　　　　　血管生物学部門）（研究テーマ：線溶阻害因子
　　　　　　　　　　PAI-1 の発現異常と病態）

平成 15 年 5 月　　名古屋大学医学部附属病院輸血部助手（副部長）

平成 18 年 1 月　　名古屋大学医学部附属病院輸血部講師

平成 27 年 4 月　　埼玉医科大学総合医療センター輸血細胞医療
　　　　　　　　　　部教授

日本内科学会認定医・総合内科専門医

日本血液学会専門医・指導医

日本血栓止血学会認定医

日本輸血・細胞治療学会認定医

日本臨床検査学会臨床検査管理医

【研究専門分野】

出血性疾患および血栓性疾患の分子病態と臨床

凝固障害に対する輸血治療

Dr. 山本の　出血検査・治療の当たり前を疑え！
〜その患者さん，出血するのか，しないのか!?〜©

発　行	2021 年 4 月 15 日　1 版 1 刷	
著　者	山本晃士	
発行者	株式会社	中外医学社
	代表取締役	青木　滋
	〒 162-0805	東京都新宿区矢来町 62
	電　話	(03) 3268-2701 (代)
	振替口座	00190-1-98814 番

組版/㈱月・姫
印刷・製本/横山印刷㈱
ISBN978-4-498-22530-5

＜ HI・HO ＞
Printed in Japan

JCOPY　＜(社)出版者著作権管理機構　委託出版物＞

本書の無断複製は著作権法上での例外を除き禁じられています．
複製される場合は，そのつど事前に，(社) 出版者著作権管理機構
(電話 03-5244-5088, FAX 03-5244-5089, e-mail: info@jcopy.
or.jp) の許諾を得てください．